本书配套资源

◎ **瑜伽练习常用资源**
    1. 肩颈修复序列体式
    2. 能量提升序列体式
    3.《我和我的祖国》示范视频
    4. 瑜伽呼吸冥想音频

◎ **瑜伽教学参考资源**
    1. 教学大纲的编制
    2. 教学设计及教案的编写
    3. 课程考核与评价示例
    4. 混合式教学设计示例
    5. 教学与科研相辅相成

读者扫描右侧二维码，即可获取上述资源。
一书一码，相关资源仅供一人使用。

瑜伽教程(第二版)
请刮开后扫描获取本书资源
本码2030年12月31日前有效

读者可扫描右侧二维码，关注北京大学出版社微信公众号"北大出版社创新大学堂"（zyjy-pku）获取更多图书资源。

· 课件申请
· 样书申请
· 教学服务
· 编读往来

基金支持：2021年度教育人文社会科学研究一般项目——东方传统体育"以体育心"功能的理论与实践研究（项目批准号 21YJE890001）

普通高等教育"十四五"规划教材　　北京大学规划教材

▶ 视频资源

瑜伽教程

（第二版）

主　编　亓　昕
副主编　万　梨　张　菁
编　委　秦　朗　王佳慧　许奕昕　张　懿　瞿逸容
顾　问　魏丽明

北京大学出版社
PEKING UNIVERSITY PRESS

内容简介

本书理论部分介绍了瑜伽的起源、发展、主要流派，现代瑜伽的性质、特点、价值，以及瑜伽经脉理论、瑜伽心理学和瑜伽饮食等。实践部分从预备姿势、练习方法、动作要领、动作功效等几个方面详细介绍了 100 多种瑜伽体式的练习方法及常见的瑜伽呼吸与调息方法。本书还以一问一答的形式列出了练习瑜伽的常见问题及专业解答，分享了学生练习瑜伽后的身心感受和心得体会。

本书旨在教会学生科学地练习瑜伽，引导学生掌握正确的瑜伽练习方式，可以让瑜伽练习真正起到促进个体的身体、心理及心灵的完善与成长的作用。

本书既可作为高校瑜伽课程的配套教材，也可作为广大瑜伽爱好者的参考用书。

图书在版编目（CIP）数据

瑜伽教程 / 亓昕主编 . -- 2 版 . -- 北京：北京大学出版社, 2025.5. -- ISBN 978-7-301-36173-3

Ⅰ . R161.1

中国国家版本馆 CIP 数据核字第 20250Q22W4 号

书　　　名	瑜伽教程（第二版）
	YUJIA JIAOCHENG（DI-ER BAN）
著作责任者	亓　昕　主编
责 任 编 辑	巩佳佳
标 准 书 号	ISBN 978-7-301-36173-3
出 版 发 行	北京大学出版社
地　　　址	北京市海淀区成府路 205 号　100871
网　　　址	http://www.pup.en
电 子 邮 箱	编辑部 zyjy @ pup.cn　总编室 zpup @ pup.cn
电　　　话	邮购部 010-62752015　发行部 010-62750672　编辑部 010-62704142
印 刷 者	北京宏伟双华印刷有限公司
经 销 者	新华书店
	787mm × 1092mm　16 开本　12 印张　242 千字
	2025 年 5 月第 1 版　2025 年 5 月第 1 次印刷
定　　　价	42.00 元

未经许可，不得以任何方式复制或抄袭本书之部分或全部内容。
版权所有，侵权必究
举报电话：010-62752024　电子邮箱：fd@pup.en
图书如有印装质量问题，请与出版部联系，电话：010-62756370

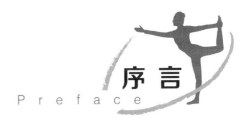

序言
Preface

2014年12月11日,联合国大会将每年的6月21日定为国际瑜伽日。瑜伽不仅仅是一项运动,也是一份来自印度传统的无价之宝,它将和谐带入了人类生活。

Yoga一词是从梵语YUJ这个词根演变而来的,意思是"联系""结合""和谐"。瑜伽习练可以使习练者达到自由的目标,体悟自由的感觉,实现整体的健康、幸福与和谐。印度学者普遍认为,瑜伽从本质上说是在非常微妙的科学基础上的精神训练,旨在促进身心和谐。在印度,习练瑜伽的人有一个比喻,即每个人的身体都是一把维纳琴,通过习练瑜伽可以达到身、心、灵的协调和均衡。随着习练者的不断努力,身体这把维纳琴可以被最大限度地净化并被激活,从而使每一个有意识的细胞都参与习练。每个习练瑜伽的人都将成为自我的观察者,唤醒个体感官和整体感官的觉知,"融入瑜伽",身心联结,达到琴我合一,进而参与到宇宙脉动的旋律中。瑜伽使习练者身与心结合、心与灵结合,从而与宇宙共鸣,与万物同在。

泰戈尔认为,个体通过习练瑜伽可以深深体会到自己作为"地球的孩子,宇宙的主人"的喜悦。《瑜伽之书》的作者福伊尔施泰因认为,凡有瑜伽之处,就有繁荣、自由和喜乐。常年坚持习练瑜伽的美国小提琴家梅纽因曾说过:瑜伽是习练者"在朴素无华中奉献自己,这种奉献不是壮烈的牺牲,而是最大限度地发掘自己的潜能"。早期瑜伽传入西方世界时被认为是"西方人通往东方古老健康艺术的捷径"。在我们所处的这个时代,全球正面临着诸多的危机,其中最危险的是地球生物圈可能面临崩塌的风险。新兴的瑜伽流派之一——生态瑜伽(绿色瑜伽)呼吁:瑜伽修行者无论怀揣何种信念,来自哪个地方,都应本着瑜伽精神,勇敢而理智地应对环境的挑战。

由亓昕老师任主编、万梨老师和张菁老师任副主编的这本教材，从历史、生理学和心理学等角度由浅入深地呈现了瑜伽的文化内涵、运动原理、健身价值等，她们还用慕课、图片和视频等多种方式引领读者科学地习练瑜伽，我相信使用本书的读者都可以通过习练瑜伽达到身、心、灵的完善与成长。

特别感谢亓昕老师的引领和信任，她请我做这本书的顾问，也鼓励我分享我的习练感受。亓昕老师2007年在北京大学开设了"大学生瑜伽"课程，并组建了瑜伽学生代表队、瑜伽教工社团。我在朋友们的推荐下，也被社团吸引，抱着了解、感受还有研究的心态去参加习练。近几年来，我结合自己的课程"泰戈尔导读"，和亓昕老师一起组织过一些有意义的活动，如"泰戈尔遇见瑜伽""瑜伽戏剧工作坊"等。我们组织国内十余所高校的同学们一起唱泰戈尔的歌，线上线下读泰戈尔的戏剧，用瑜伽体式表演泰戈尔的歌曲《往事依依》(《友谊地久天长》)，在校园里呈现泰戈尔的诗剧《春天》。"大学生瑜伽""泰戈尔导读"课程团队联合举办了"亲证瑜伽""亲证泰戈尔""致敬泰戈尔戏剧节"等活动。我们在学校接待了印度国际大学校长代表团，也应邀到印度国际大学参加学术研讨会。亓昕老师在国际研讨会的发言深受大家欢迎，她的"大学生瑜伽"课程也得到印度国际大学瑜伽学院师生的好评。亓昕老师所带领的学生瑜伽队队长参加了中国人民对外友好协会和云南省人民政府共同主办的"中国-南亚国际文化论坛"，她的对瑜伽的理解和实践的动人发言深深感动了与会的南亚学子。此外，我们还联合举办了小型工作坊"瑜伽遇见太极""太极遇见瑜伽"。我们希望通过这些活动来引导大家理解"人心相通，文化先行"的意义。太极和瑜伽都是东方智慧的结晶，我们都应该去体验和实践，只有实践过才能够明白它们对于我们每个人生命的意义。就像我们从书本上知道有巧克力这个东西，但如果没有亲自品尝，自然不会知道巧克力的滋味。通过十余年的实践，我终于改变了自己之前的执念：瑜伽是修行人的修行活动。瑜伽如果只停留在字面上，只局限于阅读相关文献，那么瑜伽对你而言永远只是知识，它永远不会融入你的生活，不会成为你的生命体验。

在参加瑜伽教工社团之前，我是个"药罐子"，医生都说我是"气球在地上滚动""如水晶球一般脆弱"。参加瑜伽教工社团之后，我想通过习练瑜伽对瑜伽所代表的印度文化来一次全面的体验。为了在相关活动中分享瑜伽知识，我认真研读相关文献，拜访各方瑜伽老师。尤其是疫情期间，在有限的空间里我仍然坚持跟练，并开始学习正念和冥想，也开始学唱诵。不知不觉中，我的体重得以控制，心情日趋愉悦，睡眠质量也惊人提升。最令我的家庭医生惊奇的是，我现在笑口常开、身心愉悦、心态稳定，几乎不怎么去医院了，以前不如人意的各项体检指标已趋于正常。我终于摔掉药罐子，也恢复了自己年轻时喜爱的各种运动项目，如游泳、骑行和徒步。随着瑜伽体式习练的深入，我还深深体会到和世间万物联结的喜悦，如战士般坚强，如玉树临风，如鸟儿翱翔天空，如鱼儿在水中畅游，如猫儿伸展体态，如莲花般盛开，在至善坐上感悟圆满的喜悦……我也慢慢学会由呼吸引领体式，日益体会到瑜伽体式给自己带来的觉知力量。

通过这几年的瑜伽习练，我真切地体会到瑜伽是一门实践的艺术、一门亲证的科学。从体式的细节、对瑜伽的态度，从自我的觉知以及生活质量的提升上，我终于理解了我之前不相信的一位瑜伽老师分享的独特感悟：瑜伽治不了你的病，但瑜伽可以救你的命。

最后我想给本书的读者分享一首在印度及世界其他国家流传几千年的梵语唱诵，希望和大家一起感受瑜伽的魅力：

愿大家快乐起来，
愿大家远离疾病，
愿大家所见都是吉祥，
愿大家无人遭受苦难。
和平！和平！和平！

我希望通过我们的每一步行动，在自己的周围营造一个安静和充满爱意的世界，"让自己成为一个健康的、平静的、喜悦的和博爱的人"。

魏丽明

北京大学外国语学院

第二版前言
Preface

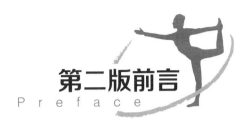

随着现代生活节奏的加快，人们越来越关注个人的身心健康。瑜伽作为一种古老的身心修习方法，近些年来在全球范围内得到了广泛关注和普及。为了帮助更多的人了解瑜伽、练习瑜伽，2013年我们编写了《瑜伽教程》，获得了读者的广泛好评。如今教材编写团队积累了更加丰富的教学经验，结合近几年的教学改革与创新成果，我们在第一版的基础上，对全书进行了结构上的调整和内容的增改，使之更适合于当下的大学体育教育教学环境和国家对体育课程的需求。

本书分为五个部分。第一章和第二章为瑜伽的基础理论知识，介绍了瑜伽的起源、发展、流派、经典著作、经脉理论、心理和饮食，以及瑜伽对现代人身心健康的促进作用等。第三章为瑜伽实践篇，包括瑜伽体式、瑜伽呼吸与调息、瑜伽冥想三节。瑜伽体式部分包括基本的瑜伽练习动作及方法，针对不同人群和需求，提供了多种瑜伽练习方案，如关节舒展、核心强化、肢体力量、肢体柔韧、平衡力提升、脊柱修复、压力管理、强化免疫、放松安神等，打破了以往按照仰卧、坐立、跪立、站立等不同身体体位进行动作划分的传统教学结构，更加便于读者练习。学生学练的过程就是身心调理的过程，教师教课不用再去搜索整理不同体式如何组合。这部分介绍的上百种常见瑜伽体式，涵盖前屈、后仰、扭转、侧展等，可引导读者全面塑造身体各部位。每个体式均配有高清图片、详尽步骤说明及演示视频，助力读者快速上手、准确练习。瑜伽呼吸与调息部分精选七种适合现代生活环境的练习方法，旨在解决常见的几种心理问题，提升练习者的生活质量。瑜伽冥想部分介绍了静坐冥想、语音冥想两种简单实用的练习方法，可帮助读者在练习瑜伽的过程中更好地调节呼吸和放松心灵，同时能够辅助提升体式练习的效果。第四章以一问一答的形式列出了练习瑜伽常见的问题及专业解答。附录部分主要分享了学生在练习瑜伽后的身心感受和心得体会，能够使读者感同身受，进而激发读者的学习及练习兴趣。

  本书的最大特色在于注重实用性。无论是初学者还是有一定基础的练习者，都能在本书中找到适合自己的瑜伽练习方案，从而更好地改善自身现状、提升自我。本书还特别添加了线上答题环节，读者可在"中国大学MOOC"平台完成答题，并即时得到反馈，有助于读者及时了解自己的掌握情况。此外，本书还提供了非常实用的配套资源，包括瑜伽练习常用资源和瑜伽教学参考资源。其中，瑜伽练习常用资源中的肩颈修复序列体式有助于缓解肩颈僵硬和疼痛的状况，促进血液循环，提升身体灵活性，改善体态和放松身心；能量提升序列体式有助于增强身体核心力量，提升身体平衡性，增强呼吸系统功能，提升心理能量。教学参考资源中提供了主编团队近五年的瑜伽教学改革与创新路径及经验成果，这部分内容对高校体育教师提升个人教学及科研能力和水平具有很好的激发和促进作用。教学基本理论部分可助力高校体育教师轻松规划瑜伽教学活动；而案例分享则能激发高校体育教师的灵感，推动他们在瑜伽及相关体育项目上的教学创新和学术研究。

  本书由多位资深瑜伽教师共同编写，各位编者各展所长，结合多年的教学经验和实践心得，力求将最实用、最有效的瑜伽知识和技巧呈现给读者。

  我们期待《瑜伽教程》（第二版）能成为您练习瑜伽的得力助手，让您在繁忙的生活中寻得宁静，享受瑜伽带给您的身心愉悦。

编　者

2025年2月

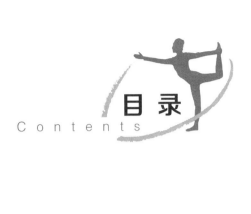

目录 Contents

第一章 瑜伽运动概述 … 1

第一节 瑜伽的定义、起源与发展 … 3
一、原始瑜伽阶段（公元前 3000 年至公元前 6 世纪）… 3
二、瑜伽体系形成阶段（公元前 6 世纪至公元前 4 世纪）… 5
三、瑜伽体系完善阶段（公元前 4 世纪至公元 3 世纪）… 6
四、近现代瑜伽发展传播阶段（公元 3 世纪至今）… 7

第二节 瑜伽主要流派 … 8
一、智瑜伽 … 8
二、业瑜伽 … 9
三、信瑜伽 … 9
四、王瑜伽 … 10
五、哈他瑜伽 … 10
六、昆达利尼瑜伽 … 10

第三节 现代瑜伽的性质与特点 … 11

第四节 现代瑜伽的价值 … 12
一、调理身心 … 12
二、调整心态、行为和生活方式 … 13
三、保持内心平静、净化心灵 … 13

第二章 瑜伽理论篇 … 15

第一节 瑜伽经典的启示 … 17
第二节 瑜伽经脉理论 … 18
一、经络 … 18

　　　　二、脉轮 ··· 19
　第三节　瑜伽心理学简介 ··· 20
　第四节　瑜伽饮食 ··· 21
　　　　一、合理饮水 ·· 21
　　　　二、多食用悦性食物 ··· 22

第三章　瑜伽实践篇 ·· **25**

　第一节　瑜伽体式 ··· 27
　　　　一、关节舒展体式 ·· 29
　　　　二、腹部核心强化体式 ·· 51
　　　　三、背部核心强化体式 ·· 57
　　　　四、肢体力量体式 ·· 63
　　　　五、肢体柔韧体式 ·· 71
　　　　六、平衡力提升体式 ··· 82
　　　　七、脊柱修复体式 ·· 90
　　　　八、压力管理体式 ·· 101
　　　　九、强化免疫体式 ·· 111
　　　　十、放松安神体式 ·· 118
　　　　十一、锻炼全身经典体式——拜日式 ································· 120
　第二节　瑜伽呼吸与调息 ··· 127
　　　　一、瑜伽呼吸 ·· 127
　　　　二、清理经络调息术 ··· 128
　　　　三、清凉呼吸功（卷舌式调息及嘶式调息） ························ 129
　　　　四、圣光调息（前脑洁净术） ··· 129
　　　　五、风箱式调息 ··· 130
　　　　六、昏眩式调息 ··· 130
　　　　七、蜂鸣式调息 ··· 130
　第三节　瑜伽冥想 ··· 130
　　　　一、静坐冥想 ·· 130
　　　　二、语音冥想（曼特拉冥想） ··· 131

第四章　瑜伽练习常见问题解答 ··· **133**

附录一　学生练习瑜伽的体验与感受 …… 153

一、与身体的对话 …… 155
二、身体状况明显改善 …… 156
三、心理更加成熟 …… 157
四、体会平衡与和谐 …… 158
五、享受放松的愉悦 …… 159
六、养成良好的生活习惯 …… 159
七、感受调息术的魔力 …… 160
八、瑜伽运动的独特魅力 …… 160
九、大学生瑜伽课程的独特性 …… 162

附录二　学生对瑜伽的认知与理解 …… 165

一、瑜伽运动的优点与缺点 …… 167
二、现代瑜伽运动与古代瑜伽、西方竞技体育项目的主要区别 … 173

参考书目 …… 178

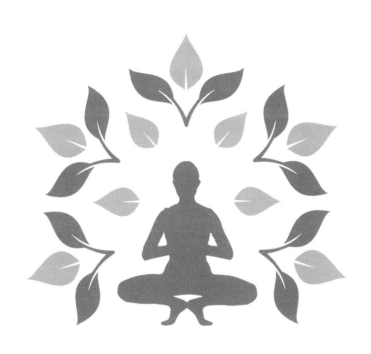

第一章
瑜伽运动概述

第一节　瑜伽的定义、起源与发展

瑜伽起源于古印度，并伴随着古印度文明的演进而不断发展，它是一种运用古老而易于掌握的方法，促进人们生理、心理、情感和精神方面健康发展，以使人们达到身体、心灵与精神和谐统一的独特运动形式。

"瑜伽"一词来自梵文YUJ，之后被翻译成Yoga，意为"联系""结合""和谐"。最早把"瑜伽"一词与宗教的解脱思想联系在一起的是婆罗门教。婆罗门教把每个人的灵魂称为"自我"，把宇宙的最高本体称为"梵"或"大我"，认为只要使两者结合在一起，就可实现人的解脱，而使两者结合的手段就是"瑜伽"。因古印度人普遍相信人可以与天合一，他们以不同的瑜伽修炼方法融入日常生活而奉行不渝。因此，瑜伽又通常被解释为"通过身体、精神和心灵的统一而实现个人与至高无上存在的结合"。到近现代，瑜伽的宗教色彩逐渐淡化，它更多地被看作一种通过提升意识，帮助人们充分发挥潜能的哲学体系及在其指导下的运动体系。

对于瑜伽发展的历史阶段，人们有各种不同说法和不同的划分方式。本书将瑜伽的发展分为以下四个阶段。

一、原始瑜伽阶段（公元前3000年至公元前6世纪）

史学界提供的相关证据将瑜伽的历史推至5000年前。从那时起，直至公元前6世纪前后可被视为原始瑜伽阶段。这一时期的瑜伽处于萌芽阶段，缺乏系统阐述，主要是静坐、冥想的形式，伴随隐修与苦行生活，滋生于民间清修或巫道中。

20世纪初，考古学家约翰·马歇尔一行在印度河流域的莫亨焦达罗（Mobenjo Daro）和莫拉巴（Morppa）进行考古发掘，发现了约产生于公元前3000年的文物——黏土印章，上有湿婆神的原型神像，另有修行者打坐和冥想等形象，这与后世印度民间的湿婆崇拜和瑜伽修习等有一定的联系，这也是瑜伽存在的最早痕迹，表明早在公元前3000年的印度史前文明时期就有了瑜伽。当代哲学研究者与瑜伽学者根据考证与传说想象并描述了瑜伽的萌生过程：在喜马拉雅山的一侧，有一座高达8000多米的圣母山，那里有许多隐修者，他们通过静坐苦修，很多人修成圣人，于是有一部分人开始羡慕并追随他们，这些圣人就以口诀的方式将修炼秘法传授给追随者，这就是最初的瑜伽行者。初期的瑜伽行者都是苦修者，常年在冰雪覆盖的喜马拉雅山脚下向大自然挑战。要想健康地活下去，就必须面对"疾病""死亡""肉体""灵魂"及人与宇宙的关系。他们仔细观察动物，看它们如何适应自然的生活，如何实施有效的呼吸，如何摄取食物、排泄、休息、睡眠以及克服疾病，根据这些观察，结合人类的身体结构、各个系统，总结出各种不同的瑜伽体式，这就是瑜伽体式产生的渊源。同时，他们解析精神如何左右健康，探索控制心理的手段，追求使身体、心灵和自然和谐统一的方法，以开发人体的潜能、智慧和灵性，这便是瑜伽静坐冥想法的起缘。开始时，瑜伽行者仅在喜马拉雅山洞穴和茂密的森林中心地带修行，后来才逐渐扩展到寺院、乡间小舍等。

大约在公元前2000年，原来居住在高加索地区和南欧草原一带的雅利安人开始南下，他们侵入印度河流域并征服了当地的达罗毗荼人。雅利安人原是游牧民族，侵占印度河流域后定居下来，他们一方面学习农耕知识，一方面也大量吸收达罗毗荼人的文化。其中，他们学习达罗毗荼人的瑜伽活动，并将其作为实现自己宗教信仰的一种补充。公元前1500年左右，雅利安人信仰的婆罗门教已经形成，婆罗门教的宗教经典为《吠陀经》，它共有四部——《梨俱吠陀》《娑摩吠陀》《耶柔吠陀》《阿闼婆吠陀》。有关瑜伽的最早文字记载出现在《梨俱吠陀》中。《梨俱吠陀》虽然是一部赞美神灵的诗歌集，但其中有一首诗专门描述了人通过瑜伽所获得的神奇智慧和力量。在这本书中，瑜伽被定义为"约束"或者"戒律"，但这本书没有提供任何系统性的体式练习介绍。在《阿闼婆吠陀》中，瑜伽包括了呼吸控制，这仅是因为一些特殊的呼吸控制法能够使颂歌唱得更好。伴随着《吠陀经》的传播与发展，至公元前6世纪，婆罗门教进入鼎盛时期。

除了宗教的推动，在瑜伽的实践、传播与发扬光大方面，游离于正统婆罗门教以外的自由思想家、流浪哲人，以及瑜伽行者、苦行者也是功不可没的。一方面，当宗教斗争与哲学争辩发展到白热化阶段，特别是当社会变革引起对哲学理念的禁锢与强行改造时，这些自由思想家与行者通过独善其身的方式确保了瑜伽修证体系的纯正与完整的延续。另一方面，瑜伽实践是一个艰苦的锻炼过程，是需要用舍却功利名位的潜心修证实践才能证知的，而这往往只有社会底层的苦行者才能完成。此外，一些自由思想家、哲人，由于藐视祭祀、反对种姓制度等激进的思想与行为而为婆罗门教上层社会所不容，为了逃避排挤和迫害，他们纷纷隐入乡村和森林进行苦行和内观，活跃的思想、丰富的智慧内涵与义无返顾的苦修志趣，使他们很容易领受瑜伽的真谛，达到瑜伽的极高修炼境界。这些都是后期瑜伽体系得到发展与完善的基础。

二、瑜伽体系形成阶段（公元前6世纪至公元前4世纪）

从公元前六七世纪到《薄伽梵歌》的出现，瑜伽经历了各宗教派系和哲学派系的大讨论，初步形成了各种流派体系，这一阶段可以说是瑜伽体系形成阶段。

公元前7世纪以后，婆罗门教又涌现出一批探讨宇宙起源、人的本质、人与世界关系的哲学经典，统称《奥义书》。在《奥义书》中，婆罗门教的先哲们进一步发展瑜伽思想，并对瑜伽实践作了具体阐述。例如，《石氏奥义书》把瑜伽解释为"统制心和各种器官的活动"。《白骡奥义书》论述了瑜伽的各种行法，如身体的姿势、呼吸的调整、修习的场所和目的等。《慈氏奥义书》对瑜伽行法作了系统的分类，提出最初的"六支行法"。这六支行法包括调息、制感、静虑、执持、观慧和三昧。此时，关于瑜伽的学说基本成形，它已成为婆罗门教的主要修持方式，其特点是通过对身体、感官和心思的控制，达到人与神、个人灵魂与宇宙本体相结合的神秘境界。在这一时期，有两种瑜伽教义非常风行，分别是业瑜伽和智瑜伽。业瑜伽强调宗教仪式，而智瑜伽强调对宗教典籍的学习和理解。

公元前5世纪前后，印度进入一个"诸教并起"的时期。佛教迅速兴起，耆那教、顺世论等"六师外道"也取得了发展；而婆罗门教内部也逐渐分化出六大哲学门派——吠檀多派、数论学派、胜论学派、正理论派、弥曼差派、瑜伽派。其中，吠檀多派直接继承《吠陀经》与《奥义书》中的婆罗门教主流思想，在其基本经典《梵经》中，把"梵"彻底神格化，并将其视为宇宙本体。同时，将瑜伽从原始巫术与泛义的行法中分离出来，在否定了婆罗门教繁琐的祭祀仪式的同时，又给瑜伽添上了神秘的外衣，将其宗教化了。

因此，瑜伽本来是一种泛义的修行方式，任何人都可以使用这种方法来追求个人的目标，这个目标可以是强身健体，也可以是获得神通妙用，还可以是某些宗教目标。原始瑜伽所注重的凝神冥想与苦行是当时印度流行的修身养性方法，各宗教与哲学派系都可以将其作为自己的修行实践手段，这就为瑜伽渗入各宗教、哲学派系提供了前提条件。而瑜伽也因为各宗教、哲学派系的不同阐解在理念上得到了不断充实，最终形成完整的理念体系。因此，各宗教派系的诸多教义、理念，很多被瑜伽所吸纳，成为瑜伽理念体系的最初基石。

三、瑜伽体系完善阶段（公元前4世纪至公元3世纪）

公元前4世纪以后，进入史诗《摩诃婆罗多》和《罗摩衍那》的时代，瑜伽已在印度民间广为流行。《摩诃婆罗多》记载了许多有关瑜伽的内容，无论对身体修炼，还是对精神控制，都有生动的叙述。在这个时期，瑜伽的形式也有新的发展，出现了各种类型的瑜伽术。《薄伽梵歌》属于《摩诃婆罗多》第六篇《毗湿摩篇》中的第23～40章，共有18篇，700颂，主要涵盖了三个主题：神性、瑜伽（也就是各种与神性沟通的方式）、与世界弃绝的决心。《薄伽梵歌》中提到了三种瑜伽：智瑜伽、业瑜伽和信瑜伽。《薄伽梵歌》使瑜伽有了划时代意义的突破。首先，《薄伽梵歌》将前一个时期产生的各个瑜伽流派进行了梳理、融合，并将其贯穿于由行动瑜伽到纯粹奉爱瑜伽的整个过程，从而使瑜伽的理论体系完整地建立起来。其次，由于《薄伽梵歌》强调脱离功利后的奉献服务，因此使瑜伽的修行由前一时期注重宗教体验和玄谈转向了日常生活，某种程度上拉近了瑜伽与生活的距离，使瑜伽成为每一个普通人都可以实践的修证体系。最后，在《薄伽梵歌》中，理念与行法紧密地联系在一起，理念让行法更简便、更富有成效，行法围绕理念所指出的航道与目标渐次展开。这种理念与行法同步的状态体现了瑜伽的整体风貌。但是，《薄伽梵歌》仍然侧重于从宏观理念上建立新的瑜伽体系，在具体的行法上只是总结归纳了前一阶段各类瑜伽的特点，并力图用纯粹的"奉爱精神"来替代具体的瑜伽行法，因此，在瑜伽行法方面的具体阐述很少。

大约在公元前4世纪到公元前2世纪，瑜伽学说已经形成一个独立的哲学流派，名为"瑜伽派"，并且成为婆罗门教六大正统哲学流派之一。瑜伽派的创始人为帕坦伽利（Patanjali）被尊称为瑜伽之父，他所著的《瑜伽经》是该派的主要经典，也是第一本系统性阐述瑜伽的著作。《瑜伽经》对以前的瑜伽方法和实践进行了系统的归纳和总结，并把它进一步理论化，书中说明了瑜伽习练的具体步骤和实践方法，以使习练者不断提高认知水平，探索潜在的心智，获得更深、更高的智慧，并最终超越精神。《瑜伽经》由四个篇章组成，分别是三昧篇、实践篇、禅定篇和解脱篇，包含195句格言，首次介绍了瑜伽的八分支法，因此它被称为王瑜伽体系的根本与基础，也是一部关于王瑜伽体系修习的实践指南。

以上两部经典的诞生，标志着瑜伽学说已成为一个既有完整理论，又有实践知识的系统哲学体系和运动体系。

四、近现代瑜伽发展传播阶段（公元3世纪至今）

从公元 3 世纪至今是瑜伽的蓬勃发展期，瑜伽在印度得到了迅速的发展与传播，出现了丰富的瑜伽著作与各种修习法分支。在这一时期的早期，对现代瑜伽影响深厚的密教坦陀罗瑜伽（Tantra Yoga）得到蓬勃发展，并发展出哈他瑜伽（Hatha Yoga），意译为"力量瑜伽"。在当时的印度教中，哈他瑜伽由于强调身体和神通修炼，因此多少有点异端的名声。在整个瑜伽后经典时期，哈他瑜伽都是一个边缘性的流派，但它产生了数量惊人的著作，创立了许多约定俗成的惯例。

到 19 世纪，在印度民族资本主义兴起时，瑜伽理念已成为社会变革的先进思想工具，传统的瑜伽思想也在新的时代吸收新思想、新文化，得到了新的发展。甘地是印度民族解放运动的领袖，他的社会政治思想也与瑜伽思想有关。甘地的哲学思想中有三个主要原则：真理、非暴力和苦行，这些对当代印度瑜伽都有一定的影响与推动作用。19 世纪的克须那摩却那被称为"印度的现代瑜伽之父"；也是在 19 世纪，印度瑜伽大师罗摩克里希那和他的传人维韦卡南达、奥罗宾多等人把瑜伽与现代科学、医学有机结合起来，创立了整体瑜伽，使瑜伽更加广泛地传播到世界各地。在印度，如今瑜伽已经是人们生活中不可缺少的成分，是印度人民普及性的强身健体和拓展心灵智慧的运动。目前在印度，除了传统瑜伽之外，还有大量的世俗瑜伽——即抛弃宗教神秘色彩，以修身养性、防治疾病、延年益寿为目标的瑜伽修习活动，这也是西方现代瑜伽的雏形。印度还有很多专门研究瑜伽的机构和培养瑜伽专业人才的学校，越来越多的瑜伽师漂洋过海赴欧美收徒授艺，将瑜伽传播到世界各地。

虽然瑜伽的学说与思想在古代就已传到欧洲，但欧洲人开始从事瑜伽活动还是在现代，尤其是 19 世纪 60 年代以后。移民中印度教徒的数量大量增加，许多印度教的传教士到美国传教，他们在美国各地创建印度教社团，兴建神庙，开办瑜伽中心，传播印度教文化。20 世纪 60 年代后期，美国的嬉皮士、英国摇滚乐甲壳虫乐队的成员都纷纷加入修习瑜伽的行列，并深感此术对缓解精神压力的益处。因此，在他们的鼓动和宣传下，瑜伽活动迅速在西方青年人中流行开来。到 20 世纪 70 年代，印度教向西方世界的传播达到高潮。一些著名的印度教社团大量吸收欧美人，尤其是青年人，这些西方人逐渐把印度教的人生哲理、瑜伽修行和心灵净化作为自己生活的一部分。瑜伽修习在西方颇受青年人的喜爱。印度教社团在欧美所推广的瑜伽并不是印度的传统瑜伽，而是与西方现代医学、心理学相结合的新型瑜伽。他们要求练习者不仅练习各种体式和坐姿，更要注重静坐冥思，以此平抑杂念、松心缓性，最终达到内心的喜悦和精神的解脱。

在中国，瑜伽大约在公元4世纪随着佛教而传入。中文"瑜伽"一词早在唐代就出现了，是"Yoga"的音译，在唐以前意译成"相应"。中国佛教禅观、天台宗的"六妙法门"、法相唯识宗的止观，都是瑜伽静坐冥想的变通说法。另有学者考证，南北朝时期传入中国的《易筋经》、唐朝流行的《天竺按摩法》、宋代的《婆罗门导引法》都受到了瑜伽的影响。与欧美国家相同，瑜伽作为一种健身术在中国广为流行也是在20世纪之后。1985年，中央电视台播放的张蕙兰瑜伽术教学片引发了国内了解并尝试瑜伽练习的热潮。之后，随着外来文化的进一步传播与中外文化的交融，人们对于瑜伽运动有了更深刻的认识与体验，越来越多的人喜欢上这种特别的运动，瑜伽逐渐进入大众健身的热门行列。及至今日，瑜伽已经风靡国内大中小城市，成为一项深受人们喜爱的时尚健身运动。

第二节　瑜伽主要流派

从瑜伽的发展史来看，古代瑜伽可分为智瑜伽、业瑜伽、信瑜伽、王瑜伽四个主要流派，后来又分化出了多个分支，其中以哈他瑜伽、昆达利尼瑜伽较为流行。从瑜伽的真正意义角度来看，它是不可分的，因为任何一种瑜伽对于修习者来说都是通往精神世界的工具，使用的工具不同，方法自然也不尽相同。只是现代人总是强调自己的工具特别好，所以不知不觉中就开始排斥其他工具，这种思想最后影响了更多的人。需要指出的是，现代瑜伽更讲求融合，汲取各流派的精髓为习练者所用。以下分别对瑜伽发展史上出现过的主要流派作简要介绍。

一、智瑜伽

在这里，"智"指智慧或知识。智瑜伽流派主张通过增长"智慧"或"知识"来实现个人灵魂与宇宙精神的结合。智瑜伽流派认为知识有低等和高等之别。寻常人所说的知识是低等知识，仅仅局限于生命和物质的外在表现。这种低等知识可以通过直接或间接的途径获得。而智瑜伽所寻求的知识则要求瑜伽习练者转眼向内，透过一切外在事物的本质去体验和理解创造万物之神——梵，通过朗读古老的、被认为是天启的经典去理解书中那些真正的奥义，并通过自己的瑜伽修习去体验和证悟"梵我同一"的真理。智瑜伽在方法上强调"自制"和"三昧"。"自制"是指对肉体产生的一切情感和欲望的抑制。"三昧"是指把自己的全部意识集中于一处，从中体悟"梵我化一"的最高境界。

二、业瑜伽

这里的"业"是行为的意思。业瑜伽流派认为，行为（比如衣食、起居、言谈、举止等）是生命的第一表现。业瑜伽流派倡导将精力集中于内心的世界，通过内心的精神活动引导更加完善的行为。同时，业瑜伽流派主张通过无私忘我的行为来实现灵魂的解脱。《薄伽梵歌》就是倡导业瑜伽的经典著作，它宣扬无私无欲的行为。譬如，该经典中有这样的描述：善人食祭余之食，一切罪恶得解脱；有罪者食其恶果，独为个人煮食故。所谓"祭余之食"，是指将食物献给别人之后而剩下的食物，前半句话的意思是善良之人先把食物献给别人，而自己吃剩余的食物。这是一种无私的利他主义行为。瑜伽师通常采取极度克制的苦行，力行善行，崇神律己，净心寡欲，他们认为只有完全的奉献和皈依，才能使自己最终达到精神、情操、行为与梵合一的境界。

三、信瑜伽

"信"是指人的虔诚信仰。信瑜伽流派主张通过对神的虔诚崇信达到解脱的目的。信瑜伽流派认为神不是看不见摸不着的抽象概念，而是人们在现实生活中可以感受到的实际存在。因此，他们认为一个信徒不需要高深的知识，也不必进行烦琐的祭祀仪式，只要从感情上对神无限虔诚和信爱，就能沐浴在神恩之中，达到与神的结合。信瑜伽主要看一个人对神是否虔诚，以及对神崇爱的程度。一般来说，修习信瑜伽包括三个阶段：第一阶段为外部崇拜阶段，包括崇拜神的化身，供奉神像，朝拜神庙，进行简单的仪式等；第二阶段为内部崇拜阶段，包括在内心向神祈祷，反复默诵神的名字，吟唱赞美神的颂歌等；第三阶段是与神结合的阶段，通过静坐冥想，证悟无处不在的神，使自己达到与神的合一。信瑜伽师奉行"以仁爱之心爱人，以虔诚之心敬神"，不管出没于山林还是身居闹市，最终的目的都是使自己的灵魂更纯洁，杜绝杂念，把精神寄寓于梵之中。

四、王瑜伽

王瑜伽流派认为自己的瑜伽是最好的瑜伽，是"瑜伽之王"，故得此名。这种瑜伽流派主张通过对身体和心思的控制使人在生理和心理上得到修炼，从而实现解脱。此种方法被一些人认为是最稳妥、最迅速的解脱之道。王瑜伽修习者认为身体和心思的狂热活动是对内在灵魂的束缚，这些活动消耗了灵魂的潜能，阻碍灵魂向外显现，因此必须竭力抑制身体和心思的活动。修习王瑜伽的瑜伽师通常使用莲花坐等一些体位法进行冥想，摒弃了大多数严格的体位法。王瑜伽流派提倡瑜伽的八支分法，即持戒、内制、体位法、调息、制感、执持、静虑、入定。

五、哈他瑜伽

哈他瑜伽是当代最受西方世界欢迎的瑜伽流派，最初出现在9—10世纪。哈他瑜伽有几十种功法，侧重于调息、坐法和身体其他部位的训练。因此，它后来逐渐演化为一种体育锻炼的方式或保健体操，现在在欧美和我国流行的主要就是这种瑜伽的现代形式。"哈他"意为日月。哈他瑜伽流派认为人体包括两个体系，一个是精神体系，另一个是肌体体系。人的日常思想活动大部分是无序的、骚乱的，是对能力的浪费，比如，疲劳、兴奋、哀伤、激动，人体只有一小部分思想活动用于维持生命。在通常情况下，如果这种失调现象不太严重，通过休息便可自然恢复平衡；但是，如果不能主动地进行自我克制和调节，这种失调就会日益加剧甚至导致精神或肌体疾病。该流派认为体位法可以打破原有的骚乱，消除肌体中不安定的因素，停止恶性循环的运动；同时，通过调息可以清除体内的神经系统滞障，通过收束法可以控制身体的能量并加以利用。

哈他瑜伽可以看作王瑜伽的一个分支，它的最终目的是走向王瑜伽的更高阶段。如果说哈他瑜伽是打开瑜伽之门的钥匙，那么王瑜伽就是通往精神世界的必由之路。二者相比，哈他瑜伽偏重体式练习和呼吸控制，王瑜伽偏于意念和调息。

六、昆达利尼瑜伽

昆达利尼瑜伽又称蛇王瑜伽。该流派认为人体周身存在72000条气脉，七大梵穴轮，一根主通道，以及一条尚未唤醒、处在休眠状态的圣蛇。通过打通气脉，生命之气可唤醒那条蛇，使它穿过所有的梵穴轮而到达体外，一旦圣蛇冲出头顶的梵穴轮，修习者即可达到出神入化的三摩地境界。昆达利尼瑜伽是提升生命之气的练习，其中一些练习方法需要很强的毅力。事实证明，练习数十年之久的修习者并没有获得任何神通力，也未达到三摩地境界，所以现代很少有人练习昆达利尼瑜伽，很多瑜伽大师也不教授昆达利尼瑜伽。

第三节　现代瑜伽的性质与特点

古代的瑜伽是修炼灵魂的，目的是将真正的"我"从肉身的"我"中修炼出来，去和永恒不变的"梵"结合为一，这样，"我"就可以脱离六道轮回，达到三摩地的境界。因此，古代瑜伽主要作为一种修炼形式，是为宗教目的而存在的。

把近代科学思想引入古老的印度宗教哲学与瑜伽，对瑜伽理论进行改造与发展的代表人物之一是印度哲学家奥罗宾多，他将近代不同的瑜伽流派综合起来，开创了整体瑜伽。现代人修习瑜伽主要是遵循整体瑜伽的理念，从根本上来讲，在现代社会瑜伽更多地被看成一种健身术。

与传统瑜伽相比，整体瑜伽不主张弃绝身体和生命，不主张毁灭意识活动，不要求遵守特殊的宗教仪式和背诵咒语及经文，认为任何人都能够实践，人生各个阶段都可以进行修持，提出"整个人生就是瑜伽"。因此，现代瑜伽主要是用来修炼身体的，经过瑜伽体位法和呼吸法的练习及静坐，身体的肌肉、骨骼及内分泌系统可达到健康的状态，练习者可精力充沛且身心愉快。

既然现代瑜伽是一种身体的运动，那么它与其他体育运动主要有哪些区别呢？

第一，瑜伽是一项身、心、灵同练的运动，练习中需将放松休息术、体式、呼吸、冥想有机结合在一起，能够锻炼到人的不同能量层面，对于练习者的身、心、灵共同发挥作用。

第二，瑜伽不是一项竞技性运动，运动强度可自行控制，能发挥练习者的主观能动性，动作没有统一标准，只要做到自身最大极限即可，无须与旁人比较。其他体育运动大多具有等级锻炼标准，练习者容易为了追求较高的标准或成绩而进行超负荷练习，故而损伤身体。

第三，瑜伽练习节奏缓慢、柔和，能够增强身体的觉知，锻炼到"休眠"肌群，瑜伽练习中，在体式动作长时间保持静止时，能够锻炼到身体深层的红色肌纤维。而许多其他体育运动节奏较快且剧烈，动作往往不需要长时间保持静止，主要锻炼的是身体浅表层的白色肌纤维。

第四，瑜伽体式练习注重身体的均衡发展，每次练习都包括身体的前屈后仰、左右侧屈、左右扭转等各个对称方向的运动。而其他许多体育锻炼项目会着重练习身体某部分的运动技能，容易造成身体形态的不匀称。

第五，瑜伽注重倒立体式的练习，能够直接刺激练习者的脑垂体、松果体和甲状腺等腺体，滋养人体各个系统，促进练习者的身心健康发展。其他体育锻炼项目较少有倒立姿势的练习。

第六，瑜伽练习可以影响练习者的日常行为，练习者练习结束后平静柔和的心态能够使其行为更加友善，瑜伽的非暴力等原则也会潜移默化地内化为练习者的行为准则。而其他多数体育锻炼项目对练习者的心理及行为的影响较难扩展到运动结束之后的较长一段时间，对练习者日常行为的改善不明显。

第四节　现代瑜伽的价值

瑜伽作为一种保健养生的手段，它的一切技术和方法，基本上都指向精神感受，自动地瞄向促进健康。印度和世界其他国家利用适当的方法对瑜伽进行了系统的研究，以评价其对于疾病的预防和医治的可能性和潜力。这些研究表明，长期坚持瑜伽练习有助于发挥意念的作用，更好地控制自主神经系统。另有研究显示，连续练习瑜伽6个月就能够强化副交感神经活动，改善体质，改善环境压力下的适应能力和大脑功能。同时，一些医学研究已经表明，在治疗顽固性阻塞肺病（如支气管炎和气喘）方面，瑜伽练习有医疗潜力。在治疗糖尿病、背下部疼痛和抑郁引发的精神失常方面，瑜伽练习也有医疗潜力。

对于年轻人，尤其是处于人生中重要阶段的大学生而言，瑜伽的意义是通过发展个体的潜在能力，帮助个体实现完美的自我。它象征某种进程，通过这种进程，练习者能够找到最适合自己的生活方式。这个进程包括以下三个方面。

一、调理身心

瑜伽把姿势、呼吸和意念紧密结合起来，通过调身（摆正姿势）、调息（调整呼吸）和调心（入静），运用意识对肌体进行调节，改善人体机能，从而达到祛病强身、养生益智、延年益寿的效果。经常练习瑜伽可以增强心理稳定性，消除紧张及烦闷心情，培养安静祥和的心态，调动人体生理潜力，提高参与各种活动的效率。同时，长期练习瑜伽还可以达到减肥、滋养和调理脊柱，以及缓解或祛除身体某些部位疾病的效果。

二、调整心态、行为和生活方式

瑜伽教导并促进练习者保持平和心态，并将平和的心态扩展到学习、工作和生活中，让自己的思想跟上客观环境的变化，不断变换角色、调整心态，在与他人和社会的关系中能够正确看待自己、他人和社会，从而保持良好的人际关系，适应社会的发展。同样，瑜伽能够促使练习者养成良好的生活习惯，树立适当的人生目标，控制自己的欲望，从而健康愉悦地生活。

三、保持内心平静、净化心灵

一个人要想得到内心的平静，须做到有爱心、无私、宽容和大度。持续地练习瑜伽可以促使人们找到内心的平静。其实，每个人内心都有美好的一面，瑜伽可以帮助练习者发掘最内在的自己，通过温和、平缓的练习方式诱导练习者在对待友谊和关怀方面分享感情和热忱，热爱并尊重整个美好的世界，进而找到埋藏在内心深处的爱、平和、友善和快乐，并且学会将这些表达出来。可以说，瑜伽可以帮助练习者发现美、创造美、享受美。

❓ 本章思考题

1. 瑜伽起源于哪里？其发展经历了哪几个历史阶段？
2. 瑜伽有哪些主要流派？
3. 现代瑜伽与其他体育运动的主要区别是什么？
4. 为何说练习瑜伽能够使人趋向健康？

线上答题

打开"中国大学MOOC"官网,注册登录后选"北京大学",接着搜索"大学生瑜伽课程",进入后选择正在进行的一期,完成第一单元课后题。

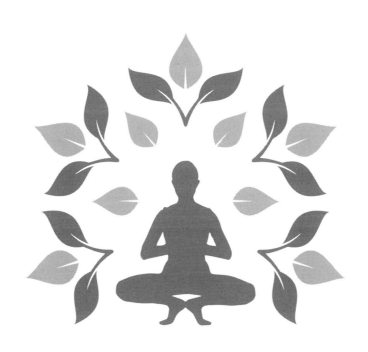

第二章
瑜伽理论篇

• ● • •

第一节　瑜伽经典的启示

帕坦伽利的《瑜伽经》被视为印度最完整的一部瑜伽经典，它指导人们学习与练习瑜伽已经许多个世纪了。帕坦伽利在瑜伽上采用的方法是通过精神上的净化获得身、心、灵平衡和谐的状态。所以，他给瑜伽下的定义是："瑜伽是思维波动的止息。"这部经典为我们提供了那个时代最全面的有关瑜伽的描述。《瑜伽经》中解释，控制头脑的波动就是瑜伽（"Yogas citta vrtti nirodhah."）。瑜伽就是身心的结合，束缚和解脱都来自自己的内心。因此，习练瑜伽需要把心静下来，达到约束心灵的基本原则，就可以发现所有的事物都是结合在一起的。印度人认为身、心、灵是相互联系的，身体的健康取决于心灵的安宁，瑜伽就是依据这个基本哲理发展出来的。**因此，练习瑜伽时要心与身同在，细细地观察和体会身体及内心的细微变化，更好地去发现自我，感知自我，进而完善自我。**

瑜伽练习的具体方法，尤其是体位法主要来源于《哈他瑜伽之光》（简称《哈他之光》）这部经典。《哈他之光》的内容包括体式法、6种清洁法、8种呼吸控制法、10种收束法和契合法、经脉、气轮、神圣力量（昆达利尼）等。这本书的编著时间大概在15世纪，作者为斯瓦特玛拉玛。书中详细讲述了15种瑜伽体式，并分别介绍了它们对于身体层面的治疗效果，以及对精神层面的益处。因为该书不涉及任何宗教教义，因此为更多的人所接受和认同。书中有这样的介绍：无论是年轻、年老甚至高龄以及体弱多病的人，都可以通过不断地练习达到瑜伽的完美境界；成就会伴随那些刻苦练习的人，而不会垂青于那些不去练习的人；仅仅从理论的角度阅读瑜伽的神圣经文无法获得瑜伽的成就；仅仅披着瑜伽师或出家人的外衣或整天谈论瑜伽，都无法使你成就瑜伽；不断地练习才是成就的秘诀所在。由上可见，《哈他之光》非常强调身体的不断练习，并且认为，只有通过身体、感官、精神、理智以及真我各个方面的相互配合和全神贯注的努力，练习者才能获得内心的平静并达到瑜伽练习的最高目标。**因此，练习瑜伽要有坚定的信心和持续练习的恒心，只有不间断地练习才能使练习者在瑜伽世界中获益良多。**

当代，在世界范围内更为精准化、现代化的瑜伽练习方式当属艾扬格瑜伽，它的创始人B.K.S.艾扬格被看作21世纪直至目前全世界最伟大的瑜伽导师。艾扬格在其第二部著作《光耀生命》中提道：瑜伽就像音乐，身体之节奏，心体之旋律，加上灵体之和声，共同创造出生命的交响乐；内心之旅将启发与协调我们生命本体的不同层面。所以，从身体出发，不断向内追寻，依次去体会"身体的强健""智性的平和""灵性的仁爱"，从而使身体、道德、心理、智性、意识、灵性都变得越来越健康。

第二节　瑜伽经脉理论

现代生理学认为，正常情况下人的大脑机能使用不到十分之一。瑜伽理论认为，人体尚未开发的能力处于与有意识的过程无关的状态，瑜伽的练习就是要唤醒这一沉睡的性灵。

一、经络

人体内有无数的精细神经脉，亦称经络。瑜伽理论认为，经络是一种能量运输的通道，数量多达几十万根，其中最重要的有三条：中经、左经、右经。中经在骨髓内，由脊柱尾部海底轮直升至顶轮。左经位于中经左侧，名阴脉，性阴。右经位于中经右侧，名阳脉，性热。左、中、右三脉的最低交汇点在脊柱尾骨端海底轮处。左经和人体生理学中的副交感神经大致相符，能够减缓心跳、收缩血管、降低呼吸频率等；右经和人体生理学中的交感神经大致相符，能够加速心跳、扩展血管、增加呼吸频率、强化感官的效率等。对于大多数人来说，左经和右经中的元气流是完全无意识和随意的，而瑜伽修炼则可使其处于练习者的控制之下。人体的经络都起源于骨髓，中经左右各约5厘米处有几十个重要穴位，所以练习者经常以气去疏通这三条经络，以增强身体素质。

二、脉轮

瑜伽理论认为，人体是由五大元素组合而成的，这五大元素分别为空、气、火、水、土。在中经上共有七个轮，它们分别是海底轮、生殖轮、脐轮、心轮、喉轮、眉心轮、顶轮，不同的脉轮控制着人体内的不同元素，也影响着人体的不同腺体。在肉体意义上，脉轮与身体的主要神经丛和内分泌腺有关，这些是人的主要中转站和控制中心，对个体的整个生命具有广泛影响。

1. 海底轮

海底轮位于肛门附近，是身体、心智和灵性渴望的贮藏所，控制着人体的固体成分，与身体的健康、排泄功能有关。海底轮是最底层的能量中心，代表了低等动物的知觉水平，在动物界它是活跃的，而在人类中则完全是休眠的。

2. 生殖轮

生殖轮位于生殖器官附近的腺体中心，控制着性腺及身体中的液体成分，主宰着人的性功能。生殖轮代表着情感、创造力和性能量，它与生殖器、肾脏和盆腔相关联。

3. 脐轮

脐轮位于肚脐附近的腺体中心，控制着人体中的火元素，支配着人的精力和消化功能。脐轮代表着个人意志、力量和自尊，它与胃、肝脏和胰腺相关联。

4. 心轮

心轮位于靠近心脏附近的腺体中心，控制着人体中的气体成分，也控制着胸腺和淋巴结。心轮在肉体上与人体的心、肺、循环系统及呼吸系统有联系。贫血、高血压、心悸、结核病、哮喘、支气管炎患者不应过度刺激心轮，而是应该在心轮上入定。

5. 喉轮

喉轮位于喉头附近的腺体中心，控制并影响人体的声带、喉部、甲状腺和甲状旁腺。喉轮也可以调整人体的精力，影响人体的活动。

6. 眉心轮

眉心轮位于脑的正中，控制着垂体和下丘脑的荷尔蒙分泌，支配着心神方面的功能。眉心轮又叫第三眼、智慧之眼、湿婆之眼，它是许多入定练习意守的中枢。虽然眉心轮真正的位置在脑的正中，但通常用于意守的点是两眉中间。眉心轮的实际所在地是松果体，松果体在儿童时期较发达，一般在 7 岁后逐渐萎缩，成年后不断有钙盐沉着。一个人发展超智能力就是通过眉心轮的觉醒。

7. 顶轮

顶轮位于脑顶，它是最高知觉的居留地。个人之灵和至高之灵的融合就发生于此。

以上七个脉轮及各腺体分泌的平衡与否直接影响人体的内分泌。较高的脉轮能够控制下方脉轮的运作。因为静坐能强化较高的脉轮，使人的心灵更丰盈、更纯净，所以一堂完整的瑜伽课程不仅包括瑜伽体位法的练习，还包括静坐等扩展心灵的锻炼。练习瑜伽体位法的目的是通过收缩、伸展、挤压、扭曲等，强化各个脉轮，使各种不同的内分泌腺的功能处于均衡状态，进而促进身体健康。

第三节　瑜伽心理学简介

瑜伽对人的影响重点在情绪和精神上，无论何种流派的瑜伽，都可以让练习者处于一种和谐的状态，并最终超越这种状态，达到身心合一的完美与平衡。从实践的角度来看，瑜伽是一种心理—生理体验，将身、心、灵视为一体，与心理学有密切的关系。

瑜伽通过一定的方法，可有效消除大脑的混沌状态，使练习者回归到自然的、清朗的状态。个体只有从身体、情绪、心灵上真正消除各种紧张与焦虑，达到真正放松的状态，才可能通过瑜伽来提高自我的觉知。自我的觉知是把瑜伽真正融入生活，将其作为一种积极的生活方式的结果。个体有了自我的觉知，就可以培养对自我的积极的、正面的态度。通过不断地反省、专注培养起来的积极心态，不仅可以使个体协调好内在的个性，而且能使个体更好地与社会环境、自然环境和谐相处。

瑜伽心理学的核心是动态静止或动态平衡。瑜伽理论认为，任何形式的生理、心理不平衡都会导致失调，而治疗的关键在于使其恢复到平衡的状态。另一个科学合理的观点是接受个体差异。瑜伽心理学清晰地阐述了不同类型个体的特点，并提出了相应的练习方法。瑜伽可以有效地缓解身心的各种压力、减轻焦虑、消除忧惧等。这些心理疗效已经被许多科学实验所证实。我们的教学科研团队经过多个学期的教学实验，发现了同样的结论，并且将科研发现应用在了教学实践中，以不断提高瑜伽教学的质量与水平。

具体而言，瑜伽心理学的实用性主要体现在以下几个方面。

第一，瑜伽理论认为，人的健康是身体、心理及精神三个方面整体的健康，即身体健美＋情绪稳定＋精神愉悦。瑜伽提倡身、心、灵合一，结合瑜伽和东方医学，我们可以得出：瑜伽基于人体的不同方面采取技能与方法进行练习，是一种自然的、系统的、科学的、整体的身心健康与恢复体系。

第二，瑜伽练习有助于培养健康的心理，进而发展与提高个体的自我内省能力，使个体形成积极的思维模式，培养快乐与满足的心态。我们生活中的问题与障碍多半是大脑皮层受到各种刺激，以及思想意识不断起伏与波动所引起的，有选择地练习瑜伽，可以培养个体的敏锐性、创造力和学习力。

第三，一些瑜伽技能，如体式、呼吸控制法等，可以缓解药物中毒和酒精中毒，并且瑜伽练习能够减少负面情绪，有助于恢复大脑的平静。因此，瑜伽练习对于解决暴力、冲突和偏见等社会问题有一定帮助。

第四，瑜伽不仅可以预防和控制各种生理和心理疾病，还可以改善人的个性。此外，冥想的练习可以消除人格的不足与缺陷，使练习者不断地完善和提升自我。

第四节　瑜伽饮食

一、合理饮水

瑜伽学理推荐练习者合理饮水。由于人体超过三分之二都是由水组成的，所以所饮用的水的质量和数量都会对个体的健康和活力产生深远的影响。若饮水不足或脱水，不仅会使人感觉疲劳、身体疼痛、精神恍惚，长期如此，还会引发心脏疾病，甚至癌症。水这种维持生命的液体对几乎所有已知的人体功能来说都是不可或缺的，而且水本身就是一种重要的养分，它也是人体的细胞和组织吸收其他重要养分的媒介物。《中国居民膳食指南（2022）》中介绍，人体对水的需求量主要受年龄、身体活动、环境温度等因素的影响。成年人在低身体活动水平下每天至少饮水 1500～1700ml（7～8杯），在高温或高身体活动水平下应适当增加饮水量。饮水过少或过多对人体健康都会产生危害。一天中人体摄入的水分（饮水和食物中的水，如汤、粥、奶等）总量以 2700～3000ml 为宜。营养专家建议人们养成主动、规律的饮水习惯。

在练习瑜伽时，体内保持适当的水分是极为重要的，因为这可以帮助练习者保持身体柔软，防止肌肉痉挛，并降低受伤的风险。体内保持适当的水分还可以使练习者更容易保持平衡，保持身体意识，保持注意力集中以及保持姿态协调。这自然会使瑜伽练习更安全、更有效，也更愉快。**一般地，大约在开始瑜伽练习 1 小时前喝 1 杯水，在练习完毕 30 分钟后再喝 1 杯水，这样有益于身体的代谢和健康。**

二、多食用悦性食物

饮食在瑜伽练习中占有重要的地位。练习者所摄入食品的种类和质量直接影响其肌体和精神状况。若饮食不得当，会逐渐对练习者的肌体和精神产生不良影响。瑜伽理论把食物分为惰性食物、变性食物和悦性食物，认为它们对身体和心灵分别有不同的影响。

（一）惰性食物

容易引起怠惰、疾病和心灵迟钝的食物被称为惰性食物，这些食物对心灵有害，对身体无益。例如，一切肉类、蛋、洋葱、菇类、菌类、芥末、葱、大蒜等，以及油腻的食物、炸烤食物等；麻醉型饮料、烟草、毒品等也属于这类食物。瑜伽练习者应尽量不吃惰性食物。

（二）变性食物

能够提供能量，具有刺激性、会扰乱人内心的平衡，对滋养心灵无益的食物被称为变性食物。例如，浓茶、强烈调味品、酱油、腌菜、萝卜、海带、巧克力、可可、汽水、过多的香料和食盐、辣椒等，经常食用这类食物会导致身心浮躁不安。喜爱这类食物的人，大部分脾气暴躁、喜好争斗、固执己见。瑜伽练习者应少吃或不吃这类食物。

（三）悦性食物

悦性食物富于营养，很少含香料和调料，烹饪方法简单。食用这类食物有助于培养高尚的情操，使身体变得健康，心灵变得纯洁，并且精力充沛。这类食物包括一切水果、一切豆制品、大部分的蔬菜、牛奶和乳制品、坚果、温和的香料、适度绿茶、全部的谷类制品等。一些坚果和种子的蛋白质含量与肉类一样多，但却不含有更多的热量，所以只要综合谷类和豆类，人们也可以搭配出营养价值极高的蛋白质组合食物。

瑜伽理论推荐的悦性食物符合营养学理论，合理营养的原则为：摄入的食物应含有适宜的碳水化合物、中等量的蛋白质、少量脂肪。但是，惰性食物、变性食物、悦性食物的分类并非一成不变的，它会随着气候和个人的身体状况而变，因此人们要根据自身情况，合理安排膳食，做到摄入的食物具有科学均衡的营养结构。大学生在大学学习期间处于青春发育后期到基本成熟期之间的过渡阶段，同时，大学生的身体素质和运动能力处于发展的高峰期，紧张的学习生活对脑力和体力都有极大的消耗，因此需要适当增加蛋白质的摄入。大学生在日常饮食中除了注意以悦性食物为主、规律饮食、科学搭配外，还应注意适当增加奶类、豆制品等的摄入，以保证对身体消耗的补充。

本章思考题

1. 从瑜伽经典著作中你获得了哪些启示？
2. 简述人体中最重要的三条经络。
3. 简述人体中的七大脉轮。
4. 简述瑜伽心理学的实用性体现在哪些方面。
5. 瑜伽练习者在饮食方面应注意什么？

线上答题

打开"中国大学MOOC"官网，注册登录后选择"北京大学"，接着搜索"大学生瑜伽"课程，选择正在进行的一期进入，完成第二单元课后题。

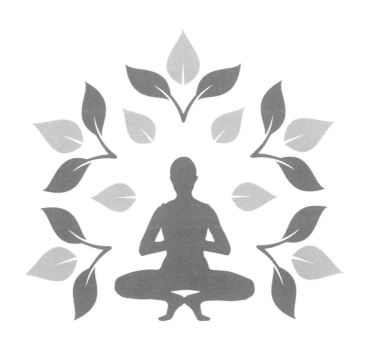

第三章
瑜伽实践篇

第一节　瑜伽体式

在瑜伽中，肢体的习练称为 Asanas。Asanas 是一系列温和的伸展动作。体式的练习可以增强脊背、关节等处的柔韧性，调节肌肉、内分泌腺和内脏器官的机能，帮助舒缓紧张的身体系统，促进气血循环，提高身体的协调性和适应性。随着练习的深入，练习者会体会到气息和能量的流动，掌握正确的呼吸方法。体式练习与呼吸法的有机配合，可以让身体进入一个完美的状态，从而提升大脑及身体其他各器官的能力。

据瑜伽经典著作介绍，瑜伽体式有 84000 种。《哈他之光》中介绍了 15 种，《格雷达本集》中介绍了 84 种，现代瑜伽练习体式基本上根据以上两本著作中的动作演化而成，所有体式练习最终都是为了进行更长时间、更稳定的瑜伽冥想练习，而每一种体式又可以单独练习，不同体式练习可以满足身体不同层面、不同部位、不同系统的需要。

本教材共选取了 100 多种体式，综合了现在社会上流行的大部分体式，能够满足初学者的锻炼需求，也能够为更高层次的瑜伽练习者提供安全、正确的体式练习指导。

练习瑜伽体式的基本要求：第一，应穿着柔软、透气、有弹性的衣服，一般宜穿上松下紧的服装，练习时应赤脚或者穿专业防滑袜；第二，应选择安静的户外或者通风的室内进行练习；第三，练习时应空腹。

练习瑜伽体式时主要应遵循以下运动生理学原理。

1. 个体差异原理

由于每个人的身体状况和思想不同，因此，不同的人对瑜伽体式练习的反应也不尽相同。练习者应根据自己的能力、疲劳程度、应激水平、体内损伤与结痂组织的数量以及年龄等因素来确定练习间隔的时间和选择最适合自己的瑜伽体式。

2. 超负荷原理

为了调整、改变身体状态，使身体更强健，练习者需要给自己身体稍大一些的压力，如延长体式定型的时间或增加体式练习的难度。如果想将练习维持在现有水平，那就继续保持现状。

3. 循序渐进原理

每个人都有一个适合自己的负荷水平。如果练习者过快地增加体式练习的难度或延长体式定型的时间，不仅不容易进步，而且容易出现损伤。如果感到疲劳或虚脱，出现持续的肌肉疼痛、失眠或难以放松，可能就是体式练习过度了。练习瑜伽体式应循序渐进，不能心急求快。

4. 适应原理

机体在反复的体式练习中逐渐适应，越来越容易完成这些体式。这个原理解释了为什么一些初学者刚开始一个新的瑜伽体式时经常会出现肌肉酸痛的情况，但是练习一段时间后，就感觉肌肉酸痛明显减轻了。当练习者对某种体式练习感到很轻松时，应该改变体式，并结合超负荷原理，增加力量、柔韧性、平衡性及稳定性的练习。

5. 用进废退原理

一旦停止体式练习，曾经获得的力量、灵活性、平衡性、放松及优雅体态全都会慢慢消失。

6. 休息的原理

休息会使身体从"应激反应"中解放出来，进入"放松状态"。换种说法，休息就是我们关闭了来自肾上腺的肾上腺素输出，使身体回到正常的生理状态——那种感觉就像汽车从加油站刚加满油一样。

总之，遵守以上原理实际上就是仔细倾听我们身体感觉的声音。练习瑜伽时，练习者要清楚地知道是自己的思想在说话还是自己的身体在表演。

瑜伽体式的练习没有固定的套路，练习者可单独重复练习某个瑜伽体式，也可将一些体式组合起来练习，初学者在掌握了基本体式的练习方法之后，通过练习和感受，结合对自身身体状况的了解，即可有针对性地选择真正适合自己的瑜伽体式进行练习。练习者在设计自己的瑜伽练习计划时应注意遵循以下原则。

（1）每次练习的内容一般包括调息或冥想、热身（关节活动）、体式练习、休息术几个部分。

（2）体式练习要均衡，每次练习应该包括身体的前屈、后仰、左右侧屈、扭转等不同体位上的体式。

（3）练习应循序渐进，初学者在进行体式练习时一般应从仰卧位开始，然后依次是俯卧、坐立、跪立、蹲立、站立的体式，中高级练习者可不受体位的限制，但练习强度也须由弱逐渐增强。

一、关节舒展体式

关节舒展体式包括站立关节活动体式和坐立关节活动体式。建议初学者选择站立关节活动体式练习。练习关节活动体式的目的是热身，使练习者在之后的体式练习过程中动作更加顺畅，有效防止身体受伤。此外，练习关节活动体式还有助于预防人体关节疾病（如风湿性关节炎等），改善人体关节机能。一般结束关节活动体式练习后要做挺尸式放松。

（一）站立关节活动

以下每个动作练习 5～7 次。

预备姿势：站立，双脚分开与肩同宽，两臂自然下垂放于身体两侧。

1. 颈部

演示视频
颈部

练习方法

双手扶髋，吸气，缓慢仰头（图 3-1）；呼气，缓慢低头（图 3-2），吸气还原。呼气，倒头向右肩（图 3-3），肩部保持不动，吸气还原；呼气，倒头向左肩（图 3-4），吸气还原。呼气，转头看向右侧（图 3-5），吸气还原；呼气，转头看向左侧（图 3-6），吸气还原。

颈部活动
>>>

⚠ 警告：
颈椎病患者不宜做低头的动作。

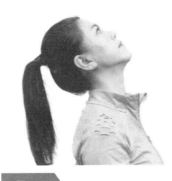

图3-1

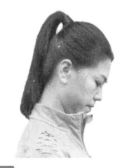

图3-2

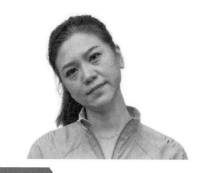

图3-3

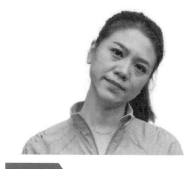

图3-4

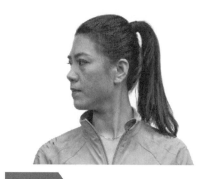

图3-5

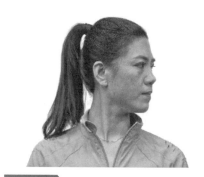

图3-6

2. 指关节

指关节和腕关节

练习方法

手臂向前平伸，吸气时用力握拳（图3-7），呼气时弹开十个手指（图3-8）。

指关节活动
>>>

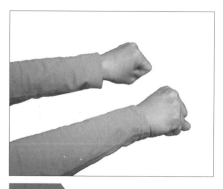

图3-7

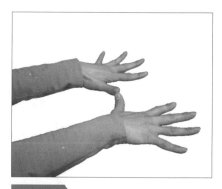

图3-8

3. 腕关节

练习方法

手臂向前平伸，吸气，手指向上立起，掌根向前推（图3-9）；呼气，迅速向下震动手腕（图3-10）。

手指平展，双手握空拳，以腕关节为轴旋转双手（图3-11），重复5～7次后反向旋转。

腕关节活动

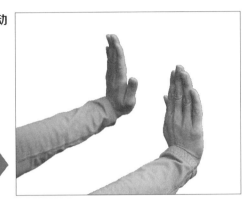

图3-9

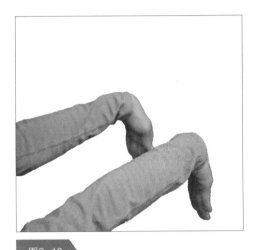

图3-10

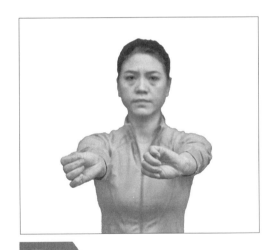

图3-11

动作要领

手腕有伤者建议先练习慢速的动作。

演示视频

肘关节

4. 肘关节

练习方法

手臂向前平伸，四指握住大拇指（图3-12），屈肘，双手在胸前由内向外画圆

（图 3-13 至图 3-15），然后反方向练习。

肘关节活动

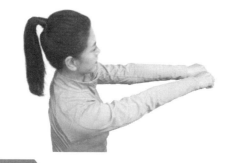

图3-12

图3-13

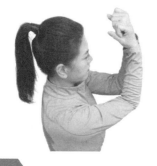

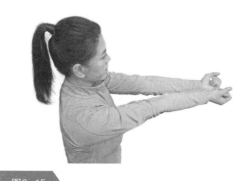

图3-14

图3-15

5. 肩关节

练习方法

肩关节

屈肘，双手搭于肩窝上，大臂向两侧水平展开，打开胸腔（图3-16），双侧肩胛向内收；吸气，两臂经胸前向上向后旋转，胸腔展开（图3-17）；呼气，两臂向下向前旋转（图3-18）。练习中可慢慢增加手臂绕环的幅度和速度，数圈之后，做反方向练习。

肩关节活动

>>>

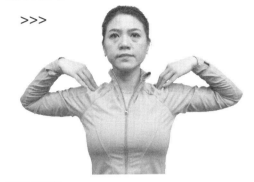

图3-16　　　　　　　　图3-17

动作要领

练习时注意力要集中在肩关节上。

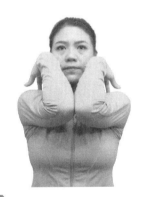

图3-18

6. 胸部

胸部

练习方法

双脚并拢，折叠手臂在胸前（图3-19）；呼气两次，屈肘振臂向外打开胸廓（图3-20）两次；吸气，伸直两臂向两侧展开，尽量扩展胸部（图3-21），同时提起脚跟（图3-22）。

胸部活动

>>>

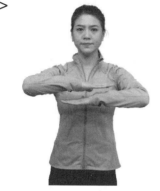

图3-19

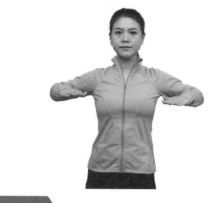

图3-20

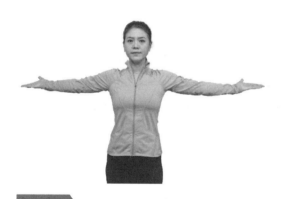

图3-21

展臂同时提踵

∨∨∨

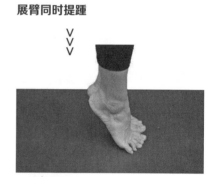

图3-22

⚠ 警告：
脚踝有伤者可不做提踵的动作。

7. 中背部

演示视频

中背部

练习方法

　　双脚开立略宽于肩宽，两臂侧平举，保持脊柱伸展（图3-23）；呼气，屈左肘身体向右后方转动（图3-24），吸气回正（图3-23）；呼气，向左侧做同样动作。

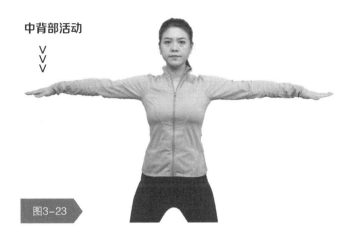

中背部活动

图3-23

动作要领

练习时双脚踩实地面,保持脊柱伸展。

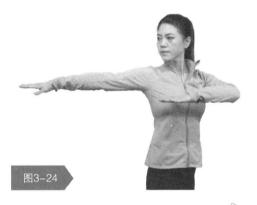

图3-24

8. 下背部

练习方法

双手扶住骨盆两侧(图3-25),顺时针转动骨盆以及髋关节(图3-26至图3-29),然后,反方向绕环。

下背部活动

动作要领

练习时围绕身体的中轴线,做髋关节最大幅度的绕环。

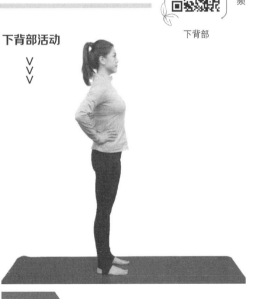

图3-25

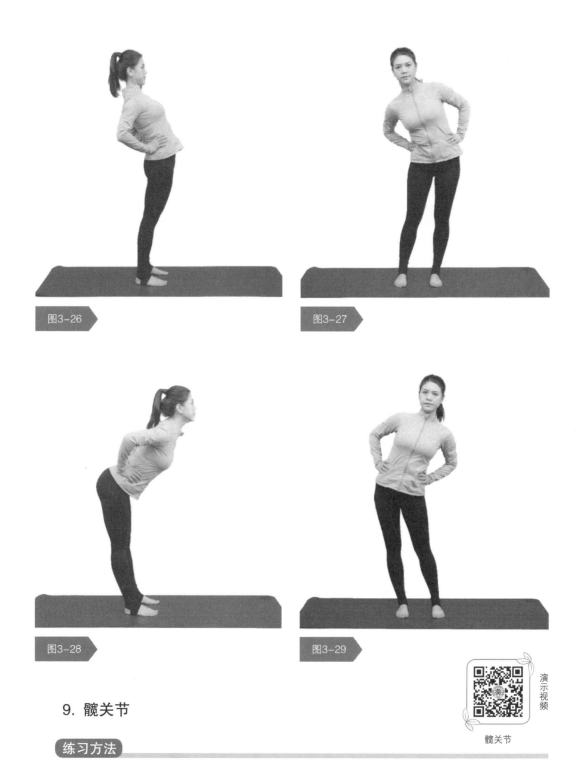

图3-26

图3-27

图3-28

图3-29

9. 髋关节

练习方法

双脚分开一腿宽，两臂向前平举（图3-30）；呼气，屈右膝身体重心下降，左腿向旁侧伸直，左脚脚跟着地、脚尖上勾（图 3-31）；吸气，身体重心上提，回到站立位置（图 3-30）；呼气，反侧练习。

髋关节活动
>>>

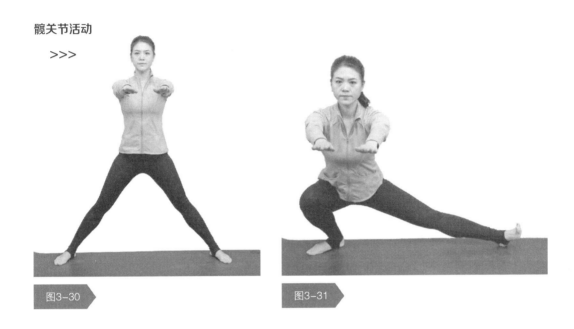

图3-30　　　　　　　　　图3-31

动作要领

练习时手臂引领躯干向上，分散身体对双腿的压力；初学者可放慢速度。

10. 膝关节

练习方法

微屈双膝，双手扶住膝关节上方（图 3-32）；呼气，屈右膝，膝盖放于左脚足弓内侧（图 3-33）；吸气，回到微屈双膝的位置（图 3-32）；呼气，做反侧的练习（图 3-34）；吸气，回到初始位置（图 3-32）；再次呼气时，屈双膝下蹲（图 3-35）；吸气，身体回正。

动作要领

练习时双膝始终在屈的位置上；练习结束后，缓慢伸直膝关节。

膝关节活动

>>>

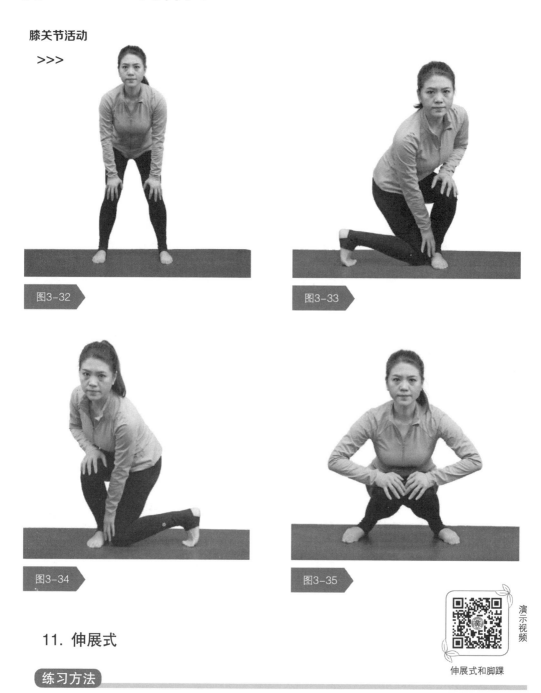

图3-32

图3-33

图3-34

图3-35

演示视频

伸展式和脚踝

11. 伸展式

练习方法

　　双脚并拢，吸气，双臂向两边打开并向上伸展（图3-36），同时慢慢提起脚跟（图3-37）；呼气，双臂落回身体两侧，同时慢慢落下脚跟。

伸展式

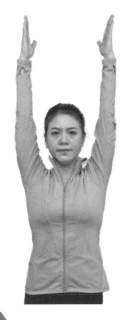

图3-36

双臂伸展同时提踵

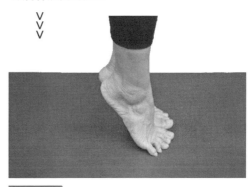

图3-37

12. 脚踝

练习方法

吸气，勾脚（图 3-38）；呼气，绷脚（图 3-39）。

分别顺时针和逆时针旋转踝关节（图 3-40 至图 3-43）。换另一只脚做同样的动作。

脚踝前后活动

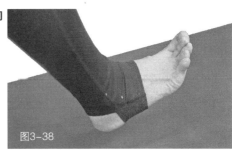

图3-38

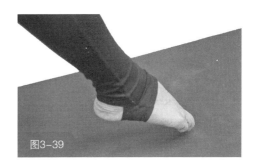

图3-39

动作要领

练习时应配合自己的呼吸，放慢动作速度，加大动作幅度。

脚踝旋转活动

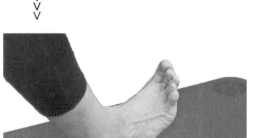

图3-40

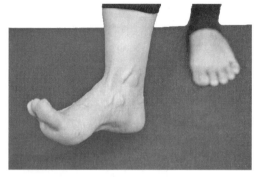

图3-41

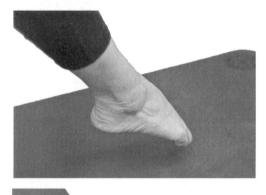

图3-42

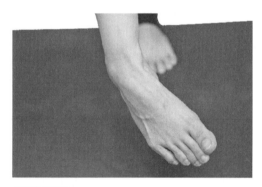

图3-43

13. 仰卧放松功（挺尸式）

练习方法

仰卧，背部贴地，双手自然放于身体两侧，手心向上，两脚舒适分开，放松全身，自然呼吸（图3-44）。

动作要领

背部和脊柱放松，尾骨内收，腰椎下沉；练习时使用腹式呼吸。

仰卧放松功
>>>

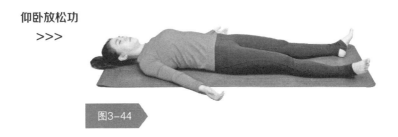

图3-44

动作功效

消除全身紧张和疲劳,有助于使交感神经和副交感神经保持平衡,为身体带来活力。这是很好的睡眠姿势,对缓解消化不良、失眠症有好处。

(二)坐立关节活动

以下每个动作练习5～7次。

预备姿势:坐立于垫上,双脚向前伸展,双膝、双脚并拢,双手手掌置于身体两侧略靠后的位置,保持背部的伸展。

1. 脚趾

练习方法

演示视频

脚趾、脚踝和膝关节

双脚脚掌保持稳定,呼气,双脚脚趾向前收紧(图3-45);吸气,双脚脚趾向后伸展(图3-46)。

脚趾活动

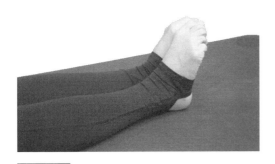

图3-45

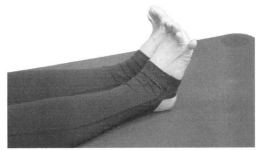

图3-46

2. 脚踝

练习方法

吸气，双脚脚趾和脚前掌向后屈，脚跟向前伸展（图3-47）；呼气，双脚脚趾和脚前掌向前伸展，脚跟向后收（图3-48）。

分别顺时针和逆时针转动脚踝（图3-49至图3-51）。

脚踝前后活动

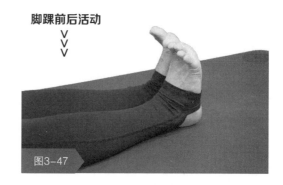

图3-47

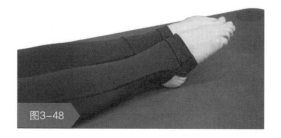

图3-48

动作要领

转动时以脚踝为中心。

脚踝旋转活动

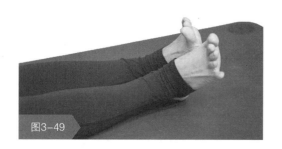

图3-49

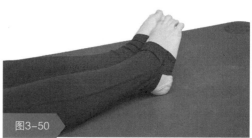

图3-50

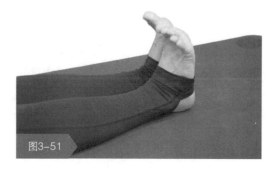

图3-51

3. 膝关节

练习方法

屈右膝，双手交叉放于右大腿后侧（图3-52）；吸气，伸直膝关节（图3-53）；呼气，右侧小腿自然下落（图3-52）。重复练习，然后换反侧练习。

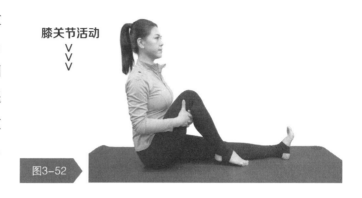

图3-52

动作要领

意识集中在膝关节上。

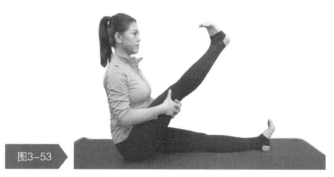

图3-53

4. 髋关节

练习方法

屈右膝，双手环抱右小腿左右摆动活动右侧髋关节（图3-54和3-55）。重复数次，换反侧练习。

髋关节

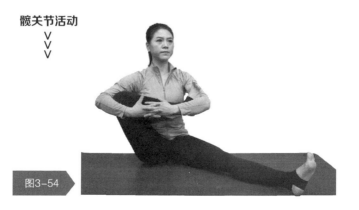

图3-54

动作要领

练习时膝关节、踝关节放松，将注意力集中在髋关节上。

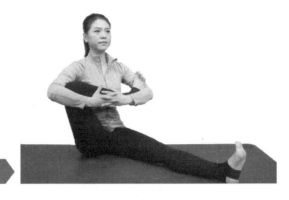

图3-55

5. 脊柱及腰部

练习方法

屈双膝盘坐于垫上，双臂自然放于身体两侧。吸气，伸直脊柱，双臂向左右两侧伸直；呼气，身体向右侧扭转到最大，右手放于尾骨正后方，左手放于右膝上，保持3个呼吸（图3-56）；吸气，还原；呼气，反侧练习。

脊柱及腰部活动

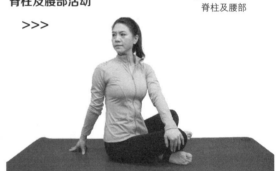

图3-56

演示视频
脊柱及腰部

动作要领

做扭转时脊柱保持伸展状态。

6. 躯干侧展

练习方法

屈双膝盘坐于垫上，双臂自然下垂放于身体两侧。吸气，立直背部，双臂向左右两侧水平伸展（图3-57）；呼气，躯干向右侧侧屈，右手自然落于垫上，左臂伸直，左大臂靠近左耳，左臂随身体向右侧拉伸（图3-58）；吸气还正；呼气，反侧练习。

演示视频
躯干侧展和胸腔扭转

躯干侧展活动
>>>

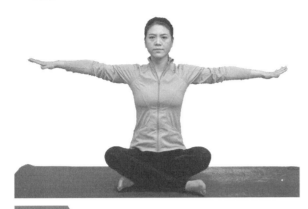

图3-57

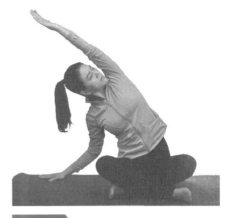

图3-58

7. 胸腔扭转

练习方法

盘坐于垫上，双手掌心相对，或者双手在头顶上方交叉翻转手腕提拉手臂。吸气，将胸腔完全展开并向上提起；呼气，两臂带动胸腔肋骨转向右侧至最大幅度（图3-59）；吸气，还正；呼气，反侧练习（图3-60）。

胸腔扭转活动
>>>

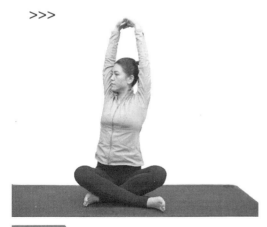

图3-59

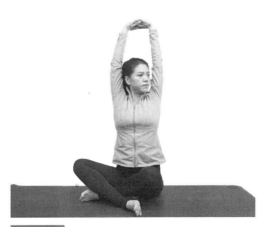

图3-60

动作要领

练习时手臂尽量向上伸展,脊柱伸展。

8. 指关节

练习方法

手臂向前平伸(图3-61),呼气,用力握拳(图3-62);吸气,弹开十个手指。

指关节活动
>>>

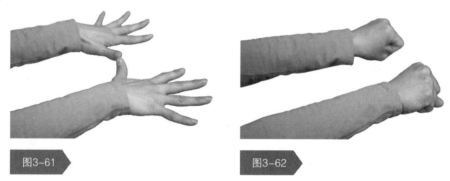

图3-61　　　　　　　　　图3-62

9. 腕关节

练习方法

手臂向前平伸,吸气,手指向上立起,掌根向前推(图3-63);呼气,迅速向下震动手腕(图3-64)。

腕关节活动
>>>

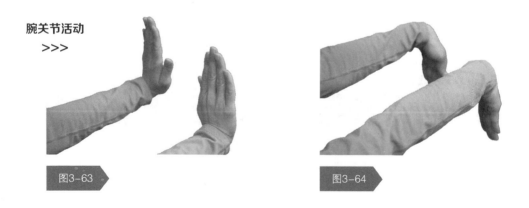

图3-63　　　　　　　　　图3-64

手指平展，双手握空拳，以腕关节为轴旋转双手（图 3-65）；5～7 次后反向旋转。

腕关节活动
>>>

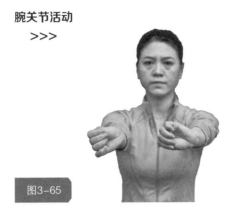

图3-65

动作要领

手腕有伤者先练习慢速的动作。

10. 肘关节

练习方法

手臂向前平伸，四指握住大拇指（图 3-66），屈肘双手在胸前由内向外画圆（图 3-67 至图 3-69），然后反方向练习。

肘关节活动
>>>

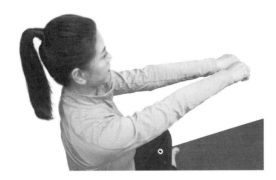

图3-66

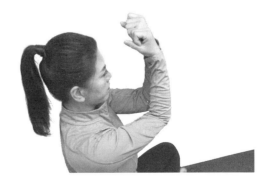

图3-67

肘关节活动
>>>

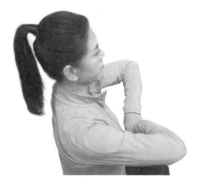

图3-68

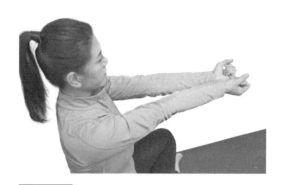

图3-69

11. 肩关节

练习方法

屈肘，双手手指搭于肩窝，大臂向两侧水平展开，打开胸腔，双侧肩胛向内收（图 3-70）；配合呼吸，两臂由前向后做肩关节绕环（图 3-71 至图 3-72）；重复数次后做反方向练习。

动作要领

尽量增大动作幅度。

肩关节活动
vvv

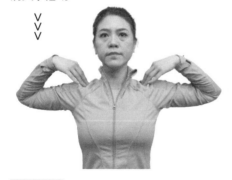

图3-70

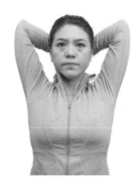

图3-71

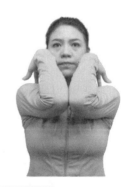

图3-72

12. 颈部

练习方法

坐立，双手放于两膝上，两肩下沉，吸气，缓慢仰头（图 3-73）；呼气，缓慢低头（图 3-74），吸气还原。

呼气，转头看向右侧（图 3-75），吸气还原；呼气，转头看向左侧（图 3-76），吸气还原。

呼气，头倒向右肩（图 3-77），肩部保持不动，吸气还原；呼气，倒头向左肩（图 3-78）。

⚠ 警告：
有颈椎病的人不宜做低头的动作。

颈部活动
∨∨∨

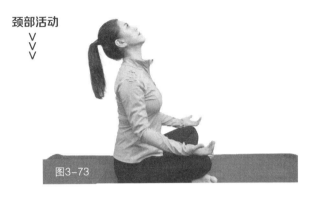

图3-73

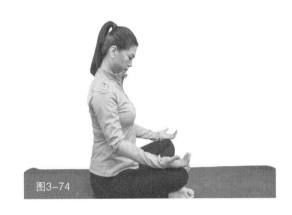

图3-74

颈部活动
∨∨∨

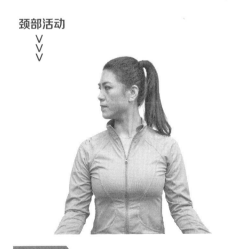

图3-75

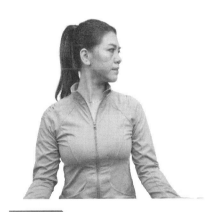

图3-76

颈部活动
>>>

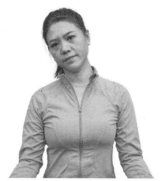

图3-77

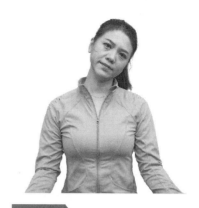

图3-78

13. 仰卧放松功（挺尸式）

练习方法

仰卧，背部贴地，双手自然放于身体两侧，手心向上，两脚舒适分开，放松全身，自然呼吸（图 3-79）。

仰卧放松功
>>>

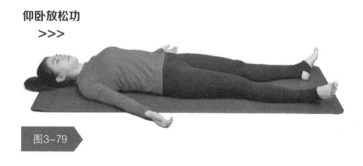

图3-79

动作要领

背部和脊柱放松，尾骨内收，腰椎下沉；练习时使用腹式呼吸。

动作功效

消除全身紧张和疲劳，有助于使交感神经和副交感神经保持平衡，为身体带来活力。这是很好的睡眠姿势，对缓解消化不良、失眠症有好处。

二、腹部核心强化体式

1. 仰卧举腿

预备姿势

仰卧，双脚并拢，双手放于身体两侧，掌心向下（图3-80）。

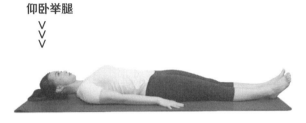
图3-80

练习方法

吸气，向上举起双腿至与地面呈90度（图3-81），保持3～5次呼吸；逐渐落下双腿至与地面呈60度（图3-82），保持3～5次呼吸；继续落下双腿至与地面呈30度，保持3～5次呼吸（图3-83）；呼气，慢慢将双腿落回垫上，还原到仰卧姿势。

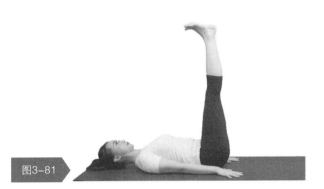
图3-81

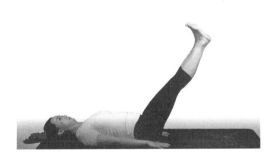
图3-82

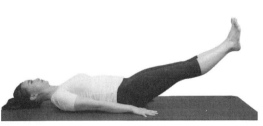
图3-83

动作要领

保持体式的过程应自然呼吸；动作保持匀速；下背部紧贴着地面，不能抬起，腹部用力；双脚向远蹬，保持双腿肌肉韧带的均匀伸展。

动作功效

减除腹壁多余脂肪；按摩腹脏器官，缓解消化不良；强健两腿肌肉，紧实两腿肌肉线条；减少腰侧多余脂肪；刺激强健腰肾。

演示视频

仰卧蹬自行车

2. 仰卧蹬自行车

预备姿势

仰卧，双脚并拢，双手放于身体两侧，掌心向下（图 3-84）。

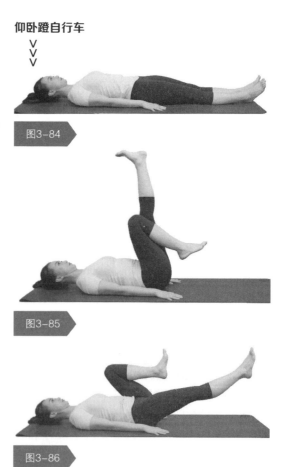

仰卧蹬自行车

图3-84

练习方法

吸气，抬起双腿然后在空中做蹬自行车的动作（图 3-85 至图 3-86）。先向前蹬 15 秒钟，接着向后蹬 15 秒钟。

图3-85

动作要领

练习时动作应保持匀速，幅度越大越好。

图3-86

动作功效

按摩腹脏器官，促进消化，强健

腰肾；锻炼两腿，使双腿肌肉线条更均匀。

演示视频
仰卧船式

3. 仰卧船式

预备姿势

坐姿准备，双脚并拢，双手放于身体两侧（图3-87）。

练习方法

上体后倾约45度，吸气，双腿并拢向上抬起至与地面呈45度（此时双腿与上体夹角约为90度）；抬起手臂，指尖指向双脚（图3-88），保持3～5次呼吸。

动作要领

练习时腹部稍稍内收用力，胸骨上提，背部保持挺拔伸展。

初学者建议完成退阶动作：双腿抬起后屈膝，尽量使小腿与地面平行，手臂也尽量与地面平行，保持3～5次呼吸（图3-89）。

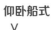
仰卧船式

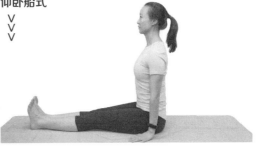
图3-87

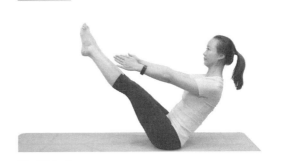
图3-88

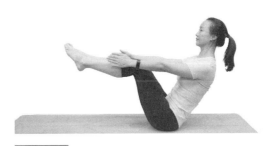
图3-89

动作功效

凝神聚力，强健腰肾，健美腰腹肌；使身体放松，有助于改善神经紧张的状况；刺激肠蠕动，促进消化。

4. 仰卧锁腿

预备姿势

仰卧，双脚并拢，双手放于身体两侧，掌心向下。

仰卧锁腿

练习方法

仰卧，屈曲右腿，大腿尽量贴靠胸部，双手十指交叉压在小腿前面（图3-90）；深吸气，抬起背部和头部，尽量让下巴碰触膝盖，颈项舒展（图3-91），保持3～5次自然呼吸；身体还原，换左侧练习。

屈曲双腿，大腿尽量贴靠胸部，双手十指交叉压在小腿前面（图3-92）；抬起背部和头部，收紧全身，尽量让下巴碰触膝盖（图3-93），保持3～5次呼吸，还原至仰卧。

仰卧单锁腿
∨∨∨

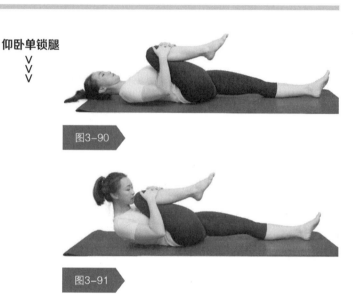

图3-90

图3-91

仰卧双锁腿
∨∨∨

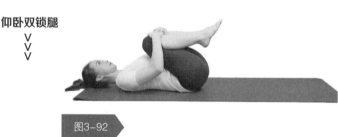

图3-92

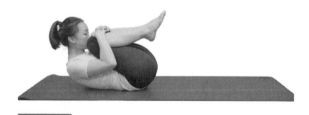

图3-93

动作要领

练习时注意用腹部力量抬起背部，避免颈部过度用力。

动作功效

按摩腹腔，对治疗和缓解便秘十分有效。

5. 肘板支撑

预备姿势

俯卧，屈肘，小臂落地，大臂垂直地面，双膝伸直，勾脚趾踩地（图3-94）。

练习方法

呼气，收腹，腹部离地，躯干伸直，使头部、肩部、两髋和脚跟保持在同一平面（图3-95），自然呼吸，保持30~60秒。

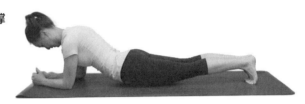

图3-94

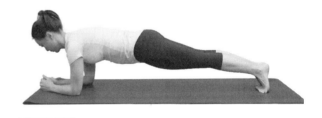

图3-95

动作要领

小臂推地，背部展开，脊柱延长，腹肌和盆底肌收紧。

动作功效

锻炼腰腹肌，如背阔肌、腹内斜肌、腹外斜肌等，塑造腰部、臀部和腹部的线条；增强核心肌群的力量，提高运动表现力。

6. 侧肘板支撑

预备姿势

侧卧，屈右肘，右小臂落地，右大臂垂直地面，左手臂自然扶地，辅助支撑，双膝伸直，右腿落地（图3-96）。

侧肘板支撑

练习方法

呼气，右小臂推地，收腹，下半身离地，躯干伸直，使头、胸、腹、膝、踝尽量保持在同一平面上；左手臂举起，与右大臂保持在同一直线上（图3-97），自然呼吸，保持30～60秒。

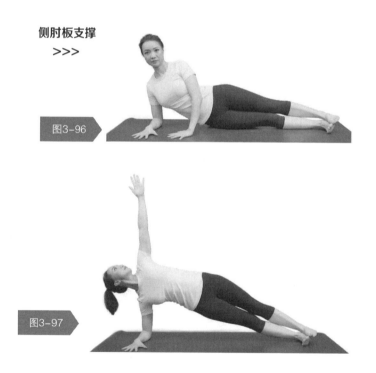

图3-96

图3-97

动作要领

右小臂推地，背部展开，脊椎延长，腹肌和盆底肌收紧。

动作功效

侧肘板支撑比肘板支撑练习强度更大,锻炼到的身体部位更多。

三、背部核心强化体式

1. 桥式

桥式

预备姿势

仰卧,双手放于身体两侧,屈双膝,双膝分开与髋同宽,双脚落地,使手指能够接触到脚跟(图3-98)。

练习方法

吸气,抬高臀部和背部;呼气,两肩向后卷;吸气,向上挺胸,尽量使颈椎后侧离开地面(图3-99),双手放于躯干下方或者用双手支撑腰部,保持自然呼吸。

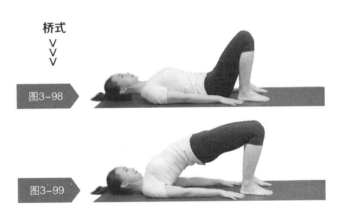

⚠ 警告:
颈椎有问题的人谨慎练习。

动作要领

吸气时,尽量向上提升胸腔,用下巴接触锁骨。双肩和双臂主动压向地面,两髋上提,双脚同时主动踩地,保持双膝、双脚等宽,双脚外侧平行,使颈椎与膝关节没有压力。

动作功效

伸展背部和腰部的肌肉,促进背部血液循环;强化脊柱神经;锻炼身体的柔韧性。

2. 人面狮身式

预备姿势

俯卧，屈肘，双手放于面部两侧，大臂内收，双腿、双脚并拢（图3-100）。

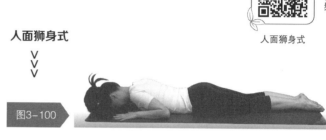

图3-100

练习方法

吸气，抬头抬肩，脊柱向后卷曲，胸部离地，颈项伸展，肘、前臂不离地（图3-101），保持3～5次呼吸，自然呼吸。还原时上体慢慢回到原俯卧姿势。

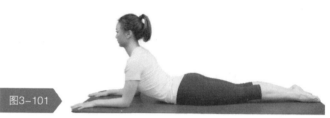

图3-101

动作要领

双肩放松下沉。

动作功效

增强脊柱弹性，刺激脊神经；帮助椎间盘复位，祛除背痛；消除背部和颈部区域的僵硬感；有益于腹脏器官，缓解便秘；有助于缓解女性月经失调。

3. 传统眼镜蛇式

预备姿势

俯卧，屈肘，双手放在胸部两侧，大臂内收，双腿、双脚并拢（图3-102）。

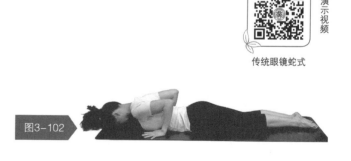

图3-102

练习方法

吸气，抬头抬肩，脊柱向后卷曲，上体慢慢离开地面，颈项伸展，双手跟随胸部离开

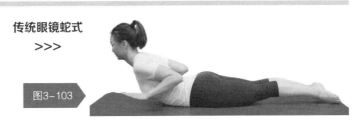

图3-103

地面（图3-103），抬高至自身极限，保持3～5次呼吸，自然呼吸。还原时上体慢慢回到原俯卧姿势。

动作要领

沉肩，展胸腔；切勿含胸耸肩，否则会导致身体前侧不能很好地伸展，同时容易造成肩部紧张。

动作功效

帮助椎间盘复位，加强背部力量，祛除背痛；有益于腹脏器官，缓解便秘；有益于生殖系统，帮助缓解月经不调等；调整含胸驼背的姿态，使身体更加挺拔伸展。

4. 蛇伸展式

预备姿势

俯卧，前额着地，双手于体后十指交叉（图3-104）。

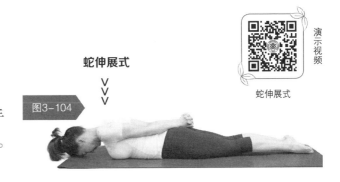

图3-104

练习方法

吸气，伸展双臂向后拉；抬头看前方（图3-105），保

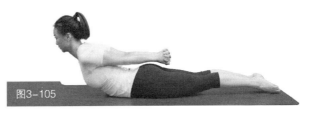

图3-105

持 3 ～ 5 次呼吸；呼气；上体慢慢回到原俯卧姿势。

动作要领

沉肩，展胸腔。

动作功效

调理背部神经和肌肉。其他功效类似于传统眼镜蛇式。

演示视频

半蝗虫式

5. 半蝗虫式

预备姿势

俯卧，双手四指握住大拇指，拳心向上，手臂伸直，双手藏于躯干下方，下巴放于垫子上（图 3-106）。

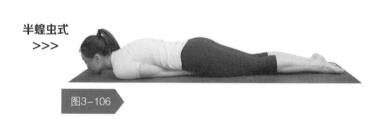

半蝗虫式
>>>

图3-106

练习方法

深吸气，抬高左腿，绷直脚尖（图 3-107），保持 3 ～ 5 次呼吸，慢慢放回左腿；换右腿练习，慢慢放回右腿；双腿同时做同样的练习（图 3-108）。

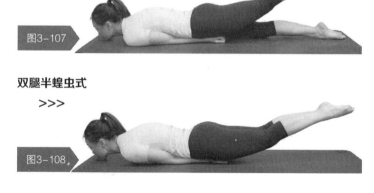

单腿半蝗虫式
>>>

图3-107

双腿半蝗虫式
>>>

图3-108

动作要领

保持骨盆正位，单腿练习时不要翻髋。

动作功效

加强身体血液循环，提臀，按摩腹脏器官，加强腰腹力量；对于月经不调，泌尿、生殖系统疾病等有缓解及治疗效果。

6. 全蝗虫式

预备姿势

俯卧，双手放于体侧，下巴放于垫子上（图3-109）。

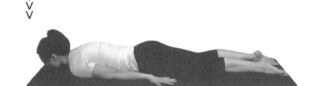

图3-109

练习方法

吸气，抬头、抬胸、抬双臂、抬双腿，只有骨盆和腹部区域停留在地面上（图3-110），保持3～5次呼吸；身体慢慢回到原俯卧姿势。

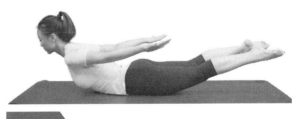

图3-110

动作要领

尽量让胸部、大腿离开地面。

动作功效

功效类似于半蝗虫式，但功效更强；此外，有助于消除失眠、哮喘、支气管炎和肾功能失调。

7. 蝗虫式变式

> 预备姿势

俯卧，十指相扣放于脑后（图3-111）。

蝗虫式变式

蝗虫式变式
>>>

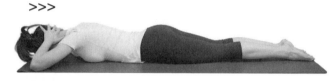
图3-111

> 练习方法

吸气，抬头、抬胸腔、抬双腿，只有骨盆和腹部区域停留在地面上（图3-112），保持3～5次呼吸；身体慢慢回到原俯卧姿势。

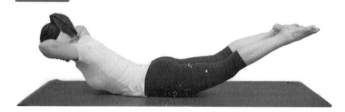
图3-112

> 动作要领

尽量让胸腔、大腿离开地面，大臂平展，无须过于用力。

> 动作功效

加强身体血液循环；提臀，按摩腹脏器官，加强腰腹力量；对于月经不调，泌尿、生殖系统疾病等有缓解及治疗效果。

8. 反船式

> 预备姿势

俯卧，额头触地，两臂经头部两侧向前伸直，双手手心向下，双腿双脚并拢，脚背压地，大脚趾向后延伸（图 3-113）。

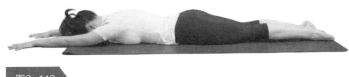
图3-113

练习方法

吸气，抬起上体和右臂，同时左腿伸直抬离地面，绷直脚尖（图 3-114）；呼气还原；换右侧练习；呼气还原。换双腿同时练习：吸气，抬起上体和双臂，同时双腿伸直抬离地面（图 3-115），保持 3～5 次呼吸；还原至预备姿势。

半反船式
>>>

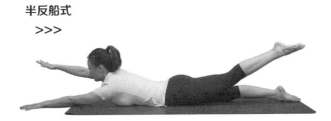
图3-114

反船式
>>>

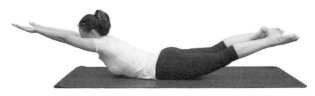
图3-115

动作要领

注意头不要抬太高，否则会使颈部有压力。

动作功效

加强血液循环；提臀，细臂；按摩腹脏器官，加强腰腹力量；缓解月经不调、失眠、哮喘、支气管炎和肾功能失调等。

四、肢体力量体式

1. 站立山式

练习方法

站立，双脚并拢，两脚大脚趾相碰，感觉大脚趾球、小脚趾球和脚后跟牢牢踩实，重心均匀落在双脚掌上；髋骨上提，大腿收紧；收尾骨，臀部收紧，提耻骨，收紧腹部；脊柱向上延展，双肩下沉，背部平展；头颈正直，目光平视前方（图3-116）。

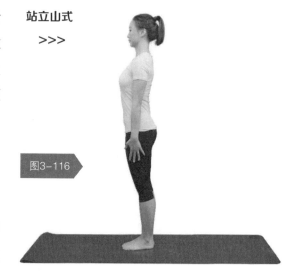

站立山式

图3-116

动作要领

站立山式是一个垂直站立的姿势，练习者要像山一样牢固地伫立在地面上。

动作功效

能够帮助身体各个关节处在标准的体位，强化脚部的力量，使肌肉保持健康有弹性的状态；扩展肺部，深化呼吸，使人放松且保持良好的体态。

2. 直臂平板支撑和直臂侧板支撑

预备姿势

先跪坐于垫上，然后双手向前展，双膝分开与髋同宽，猫式预备姿势，张开，脊柱延伸

练习方法

依次将双腿向后伸直，脚尖踩地，使头部、肩部、躯干、两髋和脚跟保持在同一平面上（图3-118），自然呼吸，保持30~60秒。

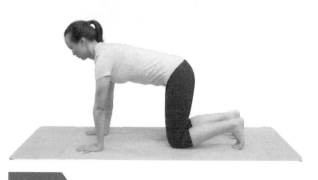

图3-117

右手支撑，向左侧拉转身体，左臂向上伸直，身体向上展开，左手指向天空，双脚并拢，右脚外侧落地，核心收紧，使头、胸、腹、膝、踝保持在同一平面上（图3-119），自然呼吸，保持30～60秒。

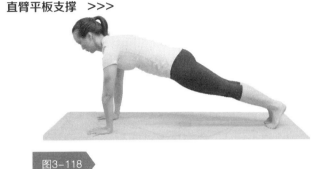

直臂平板支撑 >>>

图3-118

直臂侧板支撑 >>>

动作要领

收紧核心，背部挺直，全身保持稳定状态。

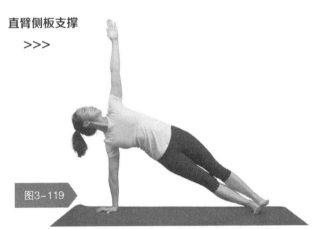

图3-119

动作功效

锻炼腰腹深层肌肉，如腹横肌、多裂肌等，塑造腰部、臀部和腹部的线条；增强核心肌群的力量，提高运动表现力。

演示视频

虎式

3. 虎式

预备姿势

猫式预备姿势。

练习方法

吸气，向后伸展右腿，尽量抬高，同时抬头展颈（图3-120）；呼气，慢慢还原，低头，膝盖向前找鼻尖（图3-121）；吸气，再次向后伸展右腿，

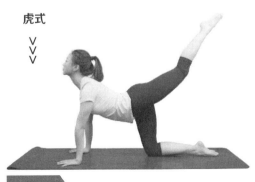

虎式 vvv

图3-120

重复之前的动作，连续做 5 次；换左侧练习。

虎式

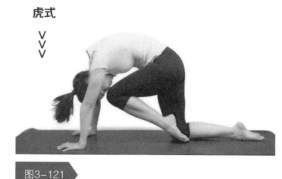

图3-121

动作要领

收腿时，脚尖尽量不接触地面。

动作功效

锻炼大腿后侧及臀部肌肉，伸展脊柱；放松坐骨神经；锻炼女性生殖系统；有效减少腰、髋、大腿以及背部多余的脂肪。

演示视频

战士二式

4. 战士二式

预备姿势

双脚分开大于一条腿长的距离。右脚脚尖外展 90 度，左脚内扣，使右脚脚跟与左脚脚心保持在一条直线上，两臂侧平举（图 3-122）。

练习方法

呼气，屈右膝成弓步，同时转头看右手指尖延伸方向，胸腔展开，左臂向后伸展，脊背挺直（图 3-123），保持 3～5 次呼吸；吸气，还原回正；反侧练习。

动作要领

髋关节正位，重心在两腿中间，两臂平直。

动作功效

加强双腿力量，纠正体态，拉伸大腿内侧韧带，纤细手臂，增强注意力。

战士二式
>>>

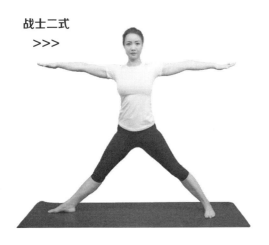

图3-122

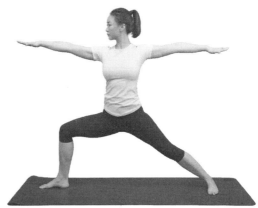

图3-123

5. 反战士式

预备姿势

战士二式准备（图 3-124）。

反战士式

练习方法

吸气，右臂向上举，带动身体向右侧伸展，左臂下落至左手碰触左腿（图 3-125）。

动作要领

髋关节正位，右腿膝关节不要超过脚尖，右侧身体有向上的力量，左侧不能有挤压感。

动作功效

增强腿部力量；拉伸侧腰，锻炼侧腰肌群，减少侧腰多余脂肪，美化身体线条。

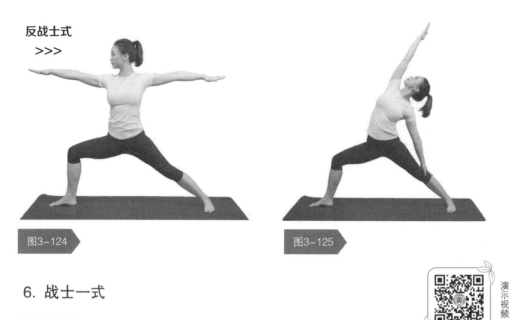

反战士式 >>>

图3-124　　　　　图3-125

6. 战士一式

预备姿势

双脚分开大于一条腿长的距离，右脚脚尖外展90度，左脚内扣60度。

练习方法

吸气，身体向右转90度，提拉手臂至头顶上方，伸展脊柱；呼气，屈右膝至大腿平行地面，尽量伸展脊柱（图3-126），保持3～5次呼吸；吸气还原回正；反侧练习。

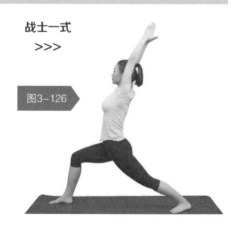

战士一式 >>>

图3-126

动作要领

髋关节正位，重心在两腿中间。

动作功效

加强腿部力量，消除腿部痉挛；加强骨盆区域血液循环；美化颈部，扩展胸部，纤细手臂；缓解视疲劳。

7. 幻椅式

演示视频
幻椅式

预备姿势

站立山式准备（图 3-127）。

练习方法

吸气，双臂经体侧向上伸展，高举过头顶，掌心相对，手臂内侧贴着耳朵。呼气，弯曲双膝，臀部向后、向下放低，想象坐在一张椅子上，手臂与背部处于同一平面，尽量使大腿平行于地面，挺胸，挺直脊柱（图 3-128），保持 3～5 次呼吸；吸气，伸直双膝；呼气，双手放松，还原站立山式。

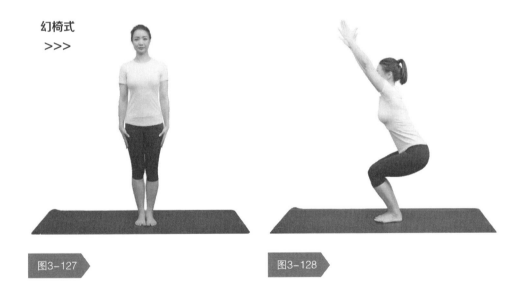

幻椅式 >>>

图3-127

图3-128

动作要领

重心后移，膝盖尽量不超过脚尖，眼睛望向前方。

动作功效

缓解肩膀、手臂酸痛、僵硬；扩展胸腔，拉伸手臂线条，激活背部肌群，缓解背部及腰部疲劳，矫正驼背；美化臀部，强健腿部力量。

8. 直角式

> 预备姿势

直立，双脚自然分开，两臂经体侧举过头顶，双手十指相扣，翻转手腕，掌心向上，吸气提拉脊柱（图3-129）。

> 练习方法

呼气，手臂连同背部一起向前屈90度，颈部舒展，眼睛看向地面，手臂向前延伸，背部保持平直，膝关节伸直（图3-130），保持3～5次呼吸；吸气还原至直立姿势。

直角式
>>>

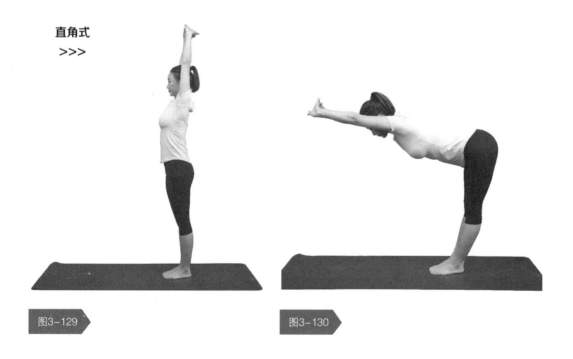

图3-129　　　　　　　图3-130

> 动作要领

体会背部、手臂、大腿后侧肌肉韧带拉伸的感觉。

> 动作功效

有助于纠正圆肩、驼背等不良体态；消除紧张；伸展两腿后侧肌肉韧带；增强背部、手臂及下肢的肌肉力量。

五、肢体柔韧体式

1. 简易牛面式

演示视频
简易牛面式

> 预备姿势

双脚并拢，屈膝跪坐在脚后跟上。

> 练习方法

双臂平举，右臂上举过头，屈右肘至身后，将右手放于两肩胛骨之间；左臂屈肘向身后，右手与左手在背后十指相扣（图3-131）；双眼平视前方，自然呼吸，保持3～5次呼吸；双手松开还原，反侧练习。

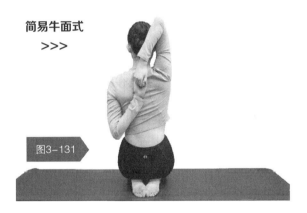
简易牛面式 >>>
图3-131

> 动作要领

整个脊柱始终保持直立，不要低头。

> 动作功效

改进体态与平衡能力；矫正背部，扩展胸部，放松肩关节，伸展背阔肌；使双腿柔软有弹性，对治疗腿部痉挛有帮助。

2. 仰卧单腿旋转式

预备姿势

仰卧，双腿并拢，双手侧平举。

仰卧单腿旋转式

练习方法

右腿伸直抬至与地面垂直（图 3-132），用右脚带动右腿转向右侧落至地面（图 3-133），然后右腿贴住地面回收至左腿旁侧，重复上述动作 10 次；换左腿做同样练习。

动作要领

动作幅度尽量大，速度无须太快。

动作功效

紧实双腿肌肉，灵活髋关节。

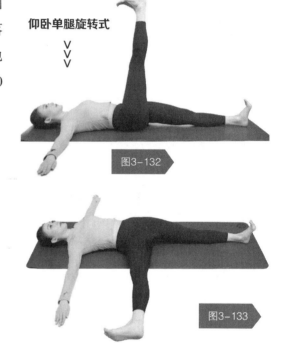

图 3-132

图 3-133

3. 顶峰式

预备姿势

猫式预备姿势，双膝双脚并拢。

顶峰式

练习方法

吸气，双手手指张开充分压住地面，臀部抬高，伸直双腿，伸展整个背部，头部处于两臂之间，打开肩关节；呼气，脚后跟落地（图 3-134）；自然呼吸，保持

30～60秒。

动作要领

十指张开，虎口压实地面，减少手腕的压力；背部充分伸展，力量延展至尾骨。

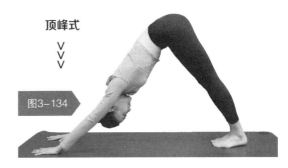

顶峰式
图3-134

动作功效

有助于减少臀部及大腿多余的脂肪，强壮坐骨神经，消除肩关节炎，促进头部血液循环，消除疲劳，使人精力旺盛。

4. 半蝶式

预备姿势

坐立。

练习方法

屈右膝，双手抱住右脚将其放于左大腿根部；每次呼气时，右手向下按压右膝（图 3-135），10 次后，右手将右膝压向地面或停在自己的极限位置，保持 3～5 次呼吸；手放松，打开右膝，换左侧练习。

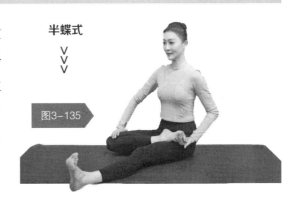

半蝶式
图3-135

动作要领

脊柱保持直立，根据自身情况做动态练习，做到自身极限即可。

动作功效

柔软髋关节、双膝和脚踝，为练习盘坐做好充分准备。

束角式

5. 束角式

预备姿势

坐立。

练习方法

屈膝，双脚脚底板相对，两手十指相扣握住双脚脚背，双脚脚跟尽量靠近身体（图3-136）；吸气，延展脊柱，呼气，屈髋，上体前倾，两肘分开向两边压向地面（图3-137），或双腿两髋外展，将双膝推向地面，保持3～5次呼吸。

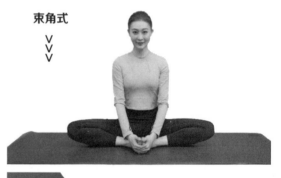

图3-136

动作要领

保持背部伸展，是屈髋向前，而不是弯腰，根据自身情况调整动作幅度。

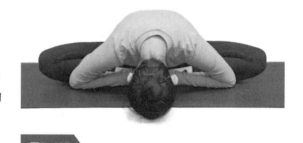

图3-137

动作功效

促进背部和腹部血液循环；有助于预防疝气，消除泌尿系统失调和坐骨神经痛，缓解月经不调，有益于骨盆健康。

6. 坐角式

预备姿势

尽量张开双腿坐立（图 3-138）。

坐角式

练习方法

伸展脊背，呼气，上体慢慢前屈至自身极限，尝试用胸膛贴紧地面，双臂向两侧展开（图 3-139），保持 3～5 次呼吸；吸气，上体还原回正。

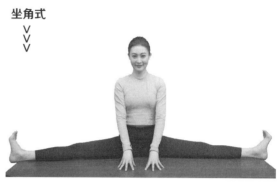

图3-138

图3-139

动作要领

在练习过程中，始终伸展脊柱和双腿，根据自身情况调整动作幅度。

动作功效

促进腿部和髋部血液循环，增强肌肉力量，有助于缓解坐骨神经痛，改善女性月经不调。

7. 双腿背部伸展式

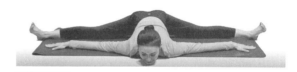

双腿背部伸展式

预备姿势

坐立，双腿向前伸直，勾脚，双臂伸直举过头顶（图 3-140）。

练习方法

吸气，双手向上拉伸；呼气，手臂带动上体前屈，将躯干贴近双腿，头部放松，保持自然呼吸（图3-141）；吸气，身体还原。

动作要领

躯干前屈时，尽量延展脊柱，不要弯腰。

动作功效

伸展背部、肩膀、双臂、双腿，恢复精力；增进脊柱的力量和弹性；紧实腹部，挤压腹脏器官，改善消化和排泄功能；按摩心脏，有助于调理脑下垂体；促进骨盆区域血液循环，滋养泌尿系统、生殖系统脏器。

双腿背部伸展式
∨∨∨

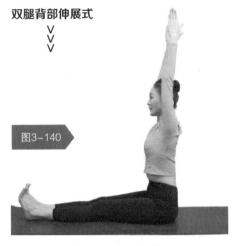

图3-140

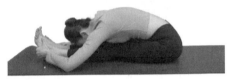

图3-141

8. 半莲花背部伸展式

演示视频

半莲花背部伸展式

预备姿势

坐立，双腿向前伸直，勾脚。

练习方法

曲右膝，右脚放到左侧腹股沟位置，右手绕后背从身体左侧抓右脚脚趾；吸气，左臂高举过头顶，伸展背部（图3-142）；呼气，上身前屈，左手尽量抓左脚，上身尽量贴紧大腿，左侧肘关节自然弯曲，颈部放松

半莲花背部伸展式
∨∨∨

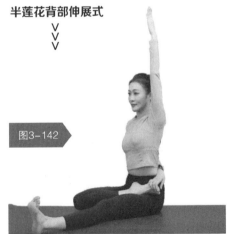

图3-142

（图 3-143），保持 3～5 次呼吸；吸气还原，反侧练习。

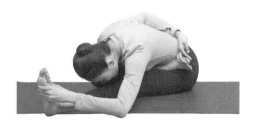

图3-143

动作要领

右髋最大限度展开，右膝靠向地面方向，延展脊柱保持体式。

动作功效

伸展背部，放松髋关节，滋养脊神经，消除腰部脂肪；养护肝脏、脾脏、肾脏，刺激肾上腺分泌；促进消化与排泄，加强骨盆区域血液循环，减少胃胀气和其他肠胃问题。

9. 加强侧伸展式

预备姿势

直立，双脚分开约一腿长距离，右脚脚尖外展 90 度，左脚内扣 60 度，上身和头部转向右侧，骨盆正对右脚脚尖方向。

练习方法

吸气，双手高举过头顶（图 3-144）；呼气，上体前屈，两手放于右脚两侧，背部伸直，膝关节伸直，尽量将腹部、胸部、面部依次去贴靠右腿（图 3-145）（若腹部无法贴靠右腿，其他部位不用刻意去贴靠右腿），保持 3～5 次呼吸；吸气，回正，反侧练习。

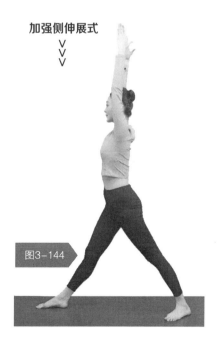

图3-144

动作要领

前屈时注意延展背部，舒展颈部，不要弓背低头（图3-146），骨盆正对右脚脚尖方向，切忌不翻髋；可根据自身情况调整动作幅度。

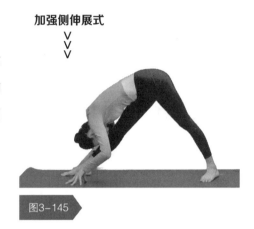

图3-145

动作功效

扩展胸腔，加强平衡感；强壮双腿肌肉，强化腰背肌，提臀；刺激脊神经，按摩腹脏器官，改善面部肤色。

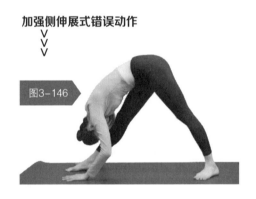

图3-146

10. 上体前屈式

预备姿势

站立，双脚分开与肩同宽。

上体前屈式

练习方法

吸气，双臂向上伸展，延伸脊柱（图3-147）；呼气，双臂带动上身前屈，双臂自然下垂，双腿垂直于地面，用腹胸去靠近大腿，尝试用手指触地或双手掌心贴地（图3-148）；静态保持30秒，吸气抬头，双手带动上身慢慢还原直立。

注意，如果前屈时腰部压力大于双腿后侧压力，则选择微屈膝，腹部贴靠大腿，保持前屈，避免伤到腰椎。

动作要领

前屈时，膝关节不要弯曲，也不要过伸（图 3-149），进入体式时保持尾椎骨指向天花板的方向，头部颈部自然放松下垂。

动作功效

伸展脊柱，滋养脊神经；强壮肝肾等内脏器官，放松下腹和骨盆；增加头部血液供应量，改善面部肤色，滋养头皮。

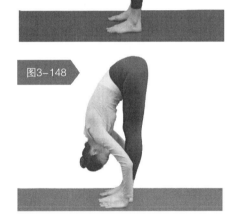

上体前屈式

图3-147

图3-148

⚠ 警告：
生理期不宜练习。

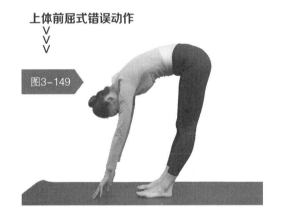

上体前屈式错误动作

图3-149

11. 三角伸展式

预备姿势

直立。

演示视频

三角伸展式

练习方法

双脚分开约一腿长距离，右脚脚尖外展 90 度，左脚内扣 60 度，右脚脚跟与左脚脚心位于一条直线上，双手侧平举，目视前方（图 3-150）；吸气，上身向右侧拉伸至最大幅度；呼气，身体侧屈，右手放置于右脚脚踝上或手可落放的其他位置（如右小腿或地面），左手向上伸展提拉，展开胸腔，使两臂形成一条垂直线，左髋尽量向上翻转，保持脊柱的伸展，转头眼睛看向上方左手指尖延伸方向（图 3-151），保持 3～5 次呼吸；吸气，上方手上提，身体还原回正，换反侧练习。

三角伸展式

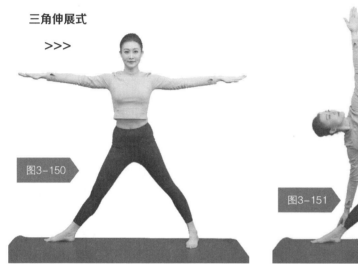

图3-150　图3-151

动作要领

双脚均匀用力踩地，膝关节伸直并向上提，身体尽量沿着一个平面完成左右侧屈，切忌弓背含胸头向前伸（图 3-152）。

三角伸展式错误动作

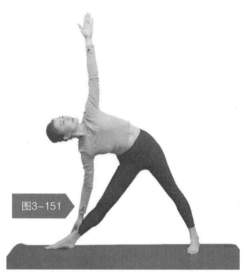

图3-152

动作功效

刺激胸腺分泌，按摩肾脏，拉伸侧腰，强化背肌，刺激脊神经，纤细手臂，增强平衡感，缓解视疲劳。

12. 三角侧伸展式

演示视频
三角侧伸展式

预备姿势

战士二式准备，但目视前方（图 3-153）。

练习方法

吸气，双臂分别向两端延展；呼气，身体向右侧侧屈，右手撑地，放于右脚后侧，左手指尖顺着身体方向伸展，掌心朝下，转头眼睛看向天花板方向（图 3-154），保持 3～5 次呼吸；吸气还原，反侧练习。

动作要领

髋关节处于展开正位，使左臂、躯干、左腿在一条直线上。

动作功效

有助于舒展胸部肌肉，增强大腿、小腿、脚踝力量，减轻关节疼痛和坐骨神经痛；刺激肠胃蠕动，助消化，减少腰部多余脂肪。

三角侧伸展式

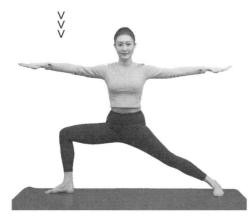

图3-153   图3-154

六、平衡力提升体式

1. 下蹲平衡祈祷式

下蹲平衡祈祷式

预备姿势

下蹲,双手撑地(图 3-155)。

练习方法

吸气,脚跟抬起,双膝向外打开,呼气,双手合拢于胸前,吸气,腰椎向上伸展(图 3-156),保持 3~5 次呼吸;呼气,双手扶地,双膝回收,脚跟慢慢落地还原。

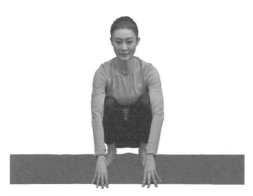

下蹲平衡祈祷式
∨∨∨

图3-155　　　　　　　　　　图3-156

动作要领

进入体式后保持脊柱的直立,稳定身体的重心。

动作功效

提升身体的平衡能力,增强脚趾的力量和灵活性。

⚠ 警告:
脚踝有伤者不宜练习。

2. 摩天式

预备姿势

站立，双脚分开与髋同宽。

摩天式

练习方法

吸气，两臂经体侧举起，高于头顶，双手十指相扣，翻转掌心向上，提拉手臂和脊柱，慢慢提踵，伸展全身（图 3-157），自然呼吸，保持 30～60 秒；呼气，双脚跟慢慢落地，双臂落下还原。

动作要领

脚掌向下扎实蹬地，启动核心力量帮助稳定整个身体，保持脊柱直立，切忌塌腰（图 3-158）。

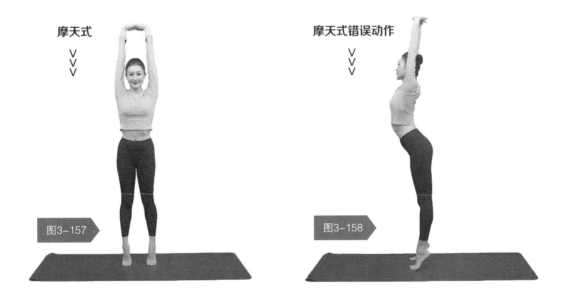

图3-157　　　　　　图3-158

动作功效

增强脚踝力量，锻炼小腿肌肉，伸展腹直肌及内脏器官，延展脊柱，提升胸部。

3. 屈腿式

预备姿势

站立山式准备。

屈腿式

练习方法

屈左膝并上提，双手十指交叉抱住左腿，使左腿尽量贴近胸部（图3-159），自然呼吸，保持3～5次呼吸；呼气，还原至预备姿势，换反侧练习。

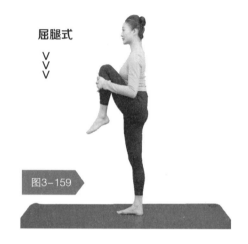
图3-159

动作要领

始终保持髋关节正位，保持脊柱伸展。

动作功效

放松髋关节，锻炼腹部肌肉，促进肠胃蠕动，刺激胰脏及腹部器官，对于患有疝气、胃炎等疾病的人有一定帮助。

4. 金鸡独立式

预备姿势

站立山式准备。

练习方法

将重心放在右脚上，左脚向后抬起，左手抓住左脚脚背，尽量使左脚脚跟贴向臀部；两侧膝盖并拢，右臂高举过头顶，向上伸展（图3-160），保持3～5次呼吸；

呼气，还原至预备姿势，换反侧练习。

> 动作要领

保持好身体的平衡，身体上下充分拉伸。

> 动作功效

消除关节的僵硬感，促进血液循环，锻炼平衡能力。

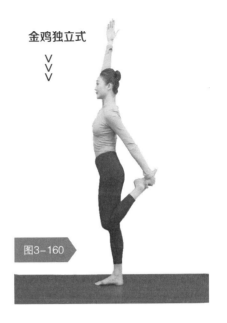

图3-160

5. 树式

> 预备姿势

站立山式准备。

树式

> 练习方法

屈左膝，左手抓左脚脚踝，将左脚踩至右大腿内侧，双手于胸前合十（图3-161），吸气，将合十的双手高举过头顶（图3-162），保持3～5次呼吸；呼气，双手和左脚慢慢回落还原，然后换反侧练习。

> 动作要领

髋关节正位，保持脊柱的直立和延展。

> 动作功效

强健腿部、背部、胸部的肌肉；对于脚趾、脚踝、膝关节、肩关节、肘关节和双手都有很好的锻炼效果，可促进关节部位的血液循环；提升身体的稳定和平衡能力,以及集中注意力的能力;放松两髋,对胸腔区域有益。

树式
>>>

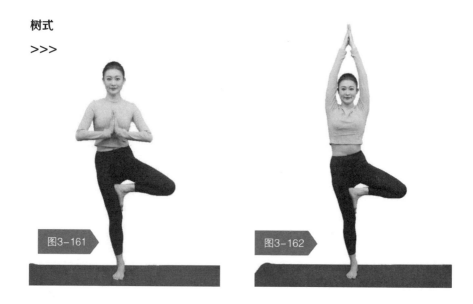

图3-161　　图3-162

6. 半月式

预备姿势

站立。

半月式

练习方法

双脚分开略小于一腿长的距离,右脚外转90度,左脚内扣60度;屈右膝,右手放于右脚前外侧,左脚随同跟进,身体重心移向右脚;将右膝、右臂慢慢伸直,同时,左腿抬起,左脚离地,随之外旋左髋,伸直左腿,将两肩和胸腔略向左转,身体保持平衡,尾骨内收,脊柱伸展,眼睛看向左手指尖方向(图3-163),如有晃动不稳的情况,眼睛也可看向前方或地面,保持3～5次呼吸;吸气还原,换反侧练习。

半月式
∨∨∨

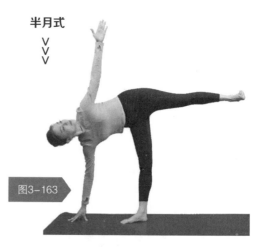

图3-163

动作要领

尾骨内收，脊柱保持伸展状态，启动核心力量帮助稳定整个身体和重心。

动作功效

强壮脊柱骨骼，锻炼两髋以及腿部肌肉群，消除腰部多余的脂肪；强壮神经系统，促进消化和排泄，有利于肠胃健康。

7. 战士三式

预备姿势

站立山式准备。

练习方法

吸气，延展脊柱，重心移向左腿；呼气，双手于胸前合十，然后两臂上举过头顶伸直，上身前倾至大约与地面平行，同时右腿向后伸直抬起至大约与地面平行，右腿尽量向远处拉长（图3-164），保持3～5次自然均匀的呼吸；呼气，回到预备姿势，换反侧练习。

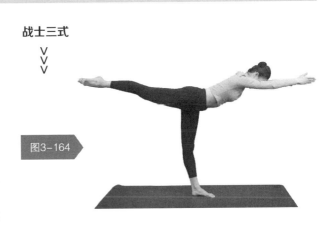

图3-164

动作要领

不翻髋，髋关节保持正位；手臂、躯干和右腿尽量成一条直线。

动作功效

增强双腿和臀腹力量，锻炼平衡能力，使内心获得宁静。

8. 舞蹈式

预备姿势

金鸡独立式准备（图3-165）。

舞蹈式

练习方法

吸气，身体向上延伸；呼气，上身前倾，左手向前平伸，右手从右脚内侧抓右脚脚掌，并尽量将右腿上提，使右腿前侧充分伸展，右膝正对地面方向（图3-166），保持3～5次呼吸；吸气，上身直立，两臂和右腿回收还原，换反侧练习。

舞蹈式
>>>

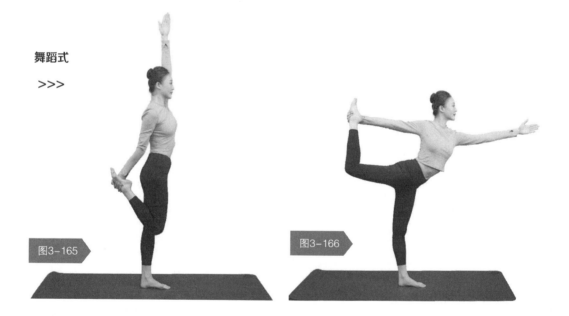

图3-165　　　　　　　　　图3-166

动作要领

注意不翻髋。

动作功效

强化平衡能力,使腰、腹、臀获得均匀曲线,柔和按摩腹脏器官。

9. 鸟王式

预备姿势

站立准备。

演示视频

鸟王式

练习方法

双膝微屈,右腿经左腿前侧缠绕于左腿上,右脚大脚趾勾在左脚脚踝内侧上方,身体保持平衡,双臂先向两侧平伸,然后左肘轻放在右肘关节上,左前臂左旋,双手掌相对尽量于脸部前方合掌,伸展背部(图3-167),保持3～5次呼吸;吸气,双臂、双腿还原,换反侧练习。

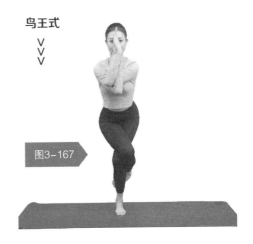

图3-167

动作要领

伸展脊柱,臀部放低,呼吸均匀绵长。

动作功效

灵活手腕、肘关节、肩关节、膝关节,促进全身血液循环;强化腿部力量,消除腿脚及腕部的多余脂肪;提高身体平衡能力。

七、脊柱修复体式

1. 双角式（一式、二式）

> 预备姿势

站立准备。

双角一式 >>>

> 练习方法

（1）双角一式

双脚分开与肩同宽，双手背后十指相扣，吸气，肩胛骨内收，手臂尽量向上抬高（图3-168），保持3～5次呼吸；呼气，手臂放松还原。

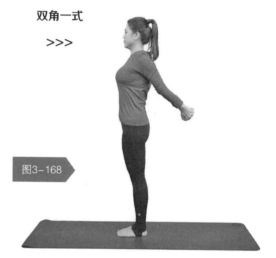

图3-168

（2）双脚二式

双脚分开一条腿长距离，双手背后十指相扣（图3-169），吸气，背部伸展；呼气，上体前屈，两臂慢慢离开后背，背部放松，头颈下垂，手臂借助重力尽量伸向头部后方（图3-170），保持3～5次呼吸；吸气，抬头，抬上身，将身体还原至站立姿势，自然呼吸两次，打开双手，收回双脚。

双角二式 >>>

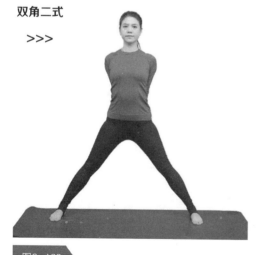

图3-169

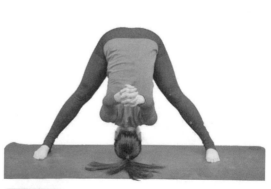

图3-170

动作要领

重心在脚掌，保持两髋前侧腹股沟上提。

动作功效

提升脊柱上段和肩胛骨的灵活性，刺激胸部、颈部腺体，纠正驼背。

2. 鳄鱼扭转式

演示视频

鳄鱼扭转式

预备姿势

仰卧，两臂向两边平伸贴地，双手掌心向下（图 3–171）。

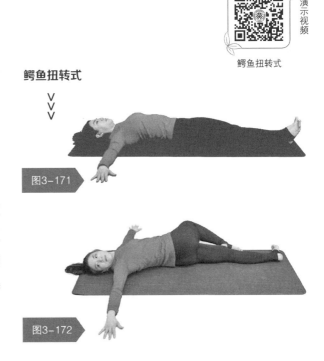

鳄鱼扭转式

图3–171

练习方法

屈右膝，右脚脚心落于左膝上方，左腿蹬直，呼气时双腿带动骨盆向左侧扭转，头部转向右侧（图 3–172），保持 3 ～ 5 次呼吸；换反侧练习。

图3–172

动作要领

围绕身体中轴线进行扭转，伸直的腿同侧脚向外侧扭转至最大位置，尽量靠近地面。

动作功效

促进腿部、背部和肩部的血液循环，伸展和放松这些部位的肌肉；轻柔按摩腹脏器官，促进消化。

3. 圣哲玛里琪一式

> 预备姿势

坐立于垫上（图 3-173）。

> 练习方法

屈左膝，左脚平放于地上，左脚脚跟靠近会阴，上体前屈，左肩前伸，左臂绕过左膝向后弯，右手伸到背后与左手相握；吸气，拉伸脊柱，保持呼吸；呼气，上体稍向右转，眼睛看向身体后下方（图3-174），保持3～5次呼吸；吸气头部回正，呼气打开手臂，身体还原至坐姿；换反侧练习。

> 动作功效

按摩腹脏器官，刺激肾上腺分泌；灵活膝关节、肩关节。伸展背部，增强肩膀和双腿肌肉以及手指力量，活络脊椎；缓解视疲劳；对支气管炎和肠胃疾病有一定的缓解作用。

圣哲玛里琪一式

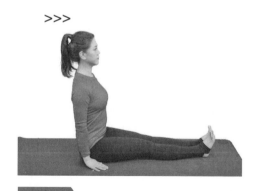

图3-173

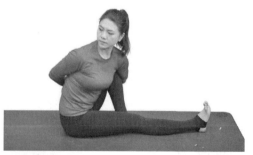

图3-174

4. 半脊柱扭转式

预备姿势

坐立于垫上，屈右膝，右脚放于左膝外侧，右脚脚掌、脚跟放平，双手扶右膝（图 3-175）。

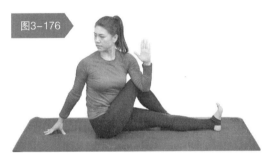

图3-175

练习方法

吸气，立直脊柱；呼气，左臂伸直上举，然后前屈，最终将左肘放于右膝外侧，右臂伸直向上环绕后右手向后放于坐骨后方，右手手指撑地，同时身体向右侧扭转至极限，两肩展开，胸腔舒展，脊柱向上伸展（图 3-176），保持 3～5 次呼吸；吸气，还原为坐立姿势，换反侧练习。

图3-176

动作要领

感受脊柱的扭转和脊柱两侧肌肉韧带的拉伸。

动作功效

伸展脊柱，消除较轻的背痛。

5. 脊柱扭转式

预备姿势

坐立于垫上。

练习方法

左小腿内收，左脚脚底挨近右大腿内侧，右脚内收，放于左膝的外侧，右脚脚底平放垫上；吸气，举起左臂屈肘抵住右膝外侧，左手前伸，高与眼齐；右臂向上伸直慢转向右侧，右手手指于坐骨后方撑地，同时身体向右侧扭转至极限（图3-177）。

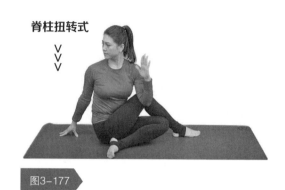

图3-177

动作功效

活化整条脊神经，对全身31对脊神经可起到刺激作用，可使脊柱周围的肌肉受到挤压；强壮肝脾，揉挤腹脏；有助于缓解糖尿病、神经性关节病；有益于纠正轻微的椎间盘错位。

6. 猫式

预备姿势

跪坐于垫上，双手向前撑地落于两肩正下方，十指张开，脊柱自然伸展，双膝分开与髋同宽（图3-178）。

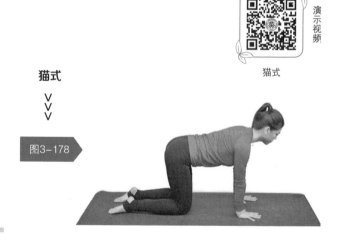

图3-178

练习方法

吸气，脊柱下沉，伸展颈项，抬头看向前斜上方（图3-179）；呼气，向上拱背，低头含胸收腹（图3-180）；整个动作重复练习10次，然后还原为跪坐姿势。

猫式
>>>

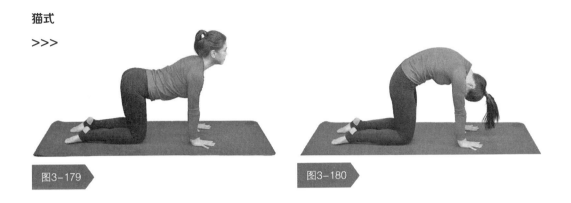

图3-179　　　　　　　　　　图3-180

动作要领

呼气时，收缩腹部，效益增强。

动作功效

柔软脊柱，锻炼女性生殖系统，缓解痛经、月经不调等状况。

演示视频

仰卧摇滚式

7. 仰卧摇滚式

预备姿势

仰卧，两小腿回收靠近臀部，两脚平放于垫上，两臂自然放于身体两侧（图3-181）。

仰卧摇滚式
>>>

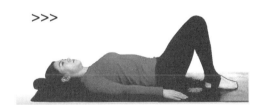

图3-181

练习方法

（1）左右摇滚

两腿屈膝收紧靠近胸部，两臂抱住小腿前侧，十指交扣，团起身体，让背部在垫上左右滚动（图3-182至图3-183），保持自然呼吸，重复做10次，然后还原为仰卧姿势。

（2）前后摇滚

两腿屈膝收紧靠近胸部，双手抱住大腿后侧，两腿先带动躯干向头部方向翻滚至自身极限（图3-184），再带动身体向反方向翻滚至两脚脚底触地（图3-185），保持自然呼吸，重复做10次，然后还原为仰卧姿势。

左右摇滚式

>>>

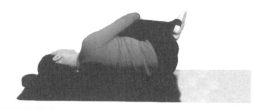

图3-182

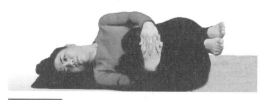

图3-183

前后摇滚式

>>>

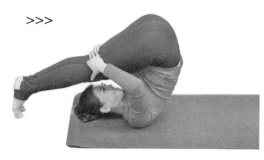

图3-184

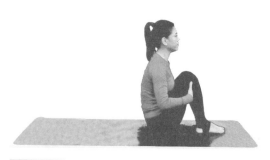

图3-185

动作功效

按摩、强壮双腰、双臂、背部；按摩脊柱、刺激脊神经，缓解背部疼痛；有助于放松背部、腹部，消除腹中胀气。

8. 转腰一式

预备姿势

直立，两脚分开与髋同宽，双臂侧展（图3-186）。

转腰一式

练习方法

呼气，向右侧扭转上身，手臂环绕躯干（图3-187）；吸气还原，反侧练习。

动作功效

加强腰、背和髋关节的灵活性，对矫正脊柱强直有一定效果，有助于腰侧脂肪均匀分布。

转腰一式
>>>

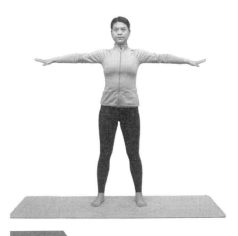

图3-186

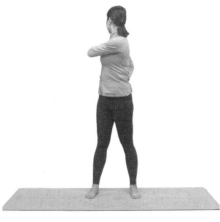

图3-187

9. 转腰二式

预备姿势

站立，双脚分开一条腿长距离（图3-188）。

转腰二式
∨∨∨

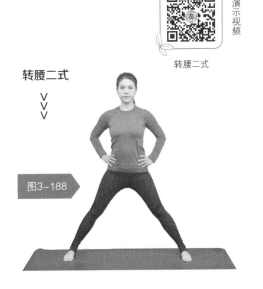

图3-188

练习方法

吸气，双臂经体侧上举至头顶，双手十指相扣，翻转掌心向上，眼睛看向双手；

呼气，上体前屈至双臂和上体与地面平行（图 3-189）；上体向右侧转动至最大（图 3-190），保持 3～5 次呼吸，吸气回正；呼气，反侧练习；吸气，还原到直立姿势。

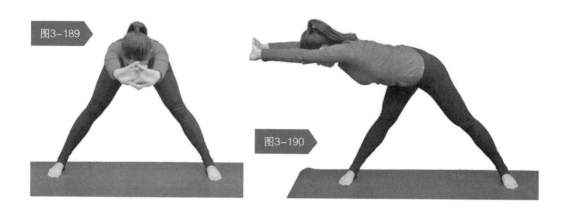

图3-189

图3-190

动作要领

背部始终保持平直。

动作功效

加强腰背、手臂力量，有助于腰侧脂肪均匀分布。

10. 蛇击式

蛇击式

预备姿势

婴儿式准备（图 3-191）。

练习方法

吸气，抬头，两手手掌撑地，躯干向前推，胸部靠近地面从两手之间穿过，然后慢慢向上挺起，背部后弯，眼睛看向上方，大臂向内夹紧，肚脐下沉（图 3-192 至图 3-196），自然呼吸，保持 3～5 次呼吸；吸气，身体沿上述路线还原至婴儿式，重复练习。

蛇击式
∨ ∨ ∨

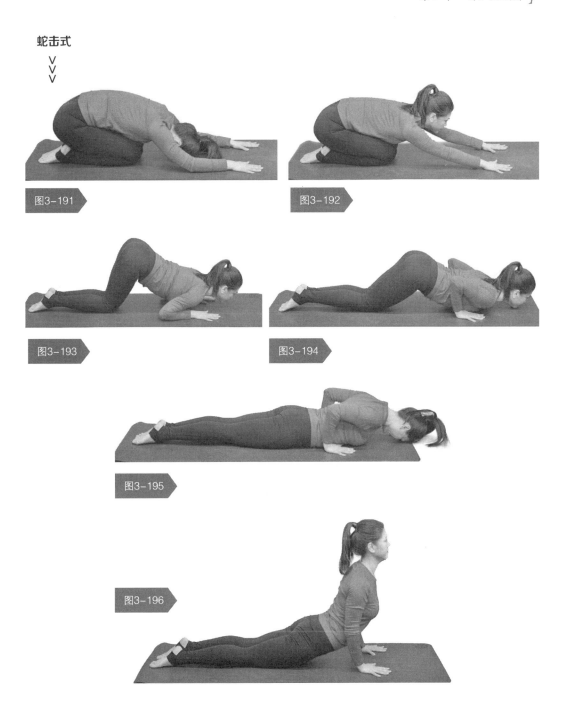

图3-191 图3-192 图3-193 图3-194 图3-195 图3-196

> **动作功效**

增强手臂肌肉力量，伸展放松背部、髋部、腿部肌肉；有助于治疗背部、脊柱相关疾患；轻柔按摩内脏器官，有助于调理生殖系统问题。

11. 半骆驼式

预备姿势

跪立于垫上，两膝和两脚张开与骨盆同宽，两手扶于腰侧，大拇指放于腰骶处（图 3-197）。

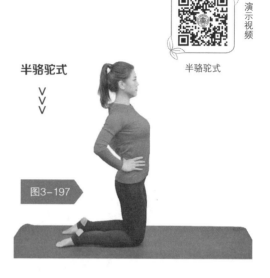
图3-197

练习方法

吸气，胸腔上提；呼气，脊柱缓慢后弯，右手放于右脚脚跟上（图3-198）；吸气，左臂上举指向天空（图3-199），保持大腿垂直于地面，收下巴，目光注视左手指向的方向，自然呼吸，保持3～5次呼吸；吸气，身体慢慢还原，反侧练习。

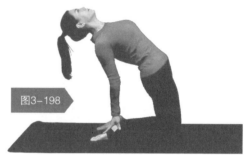
图3-198

动作要领

收尾骨，展开下背部。

动作功效

增强脊柱力量，促进血液循环；有助于消除背痛、腰痛和矫正驼背；促进消化和排泄，促进甲状腺和荷尔蒙的正常分泌。

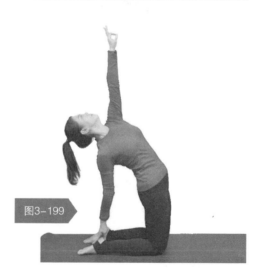
图3-199

12. 骆驼式

预备姿势

跪立于垫上，两膝和两脚张开与髋同宽，两臂自然下垂（图 3-200）。

骆驼式

练习方法

吸气，胸腔上提，脊柱缓慢后弯，双手自然下垂，放于两脚脚跟上，保持大腿垂直于地面，将头部尽量后仰，轻轻将脊柱推向大腿的方向（图 3-201）；自然呼吸，保持 3～5 次呼吸；吸气，身体慢慢还原。

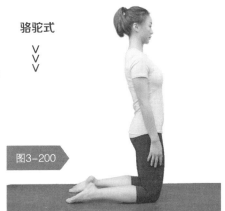

图3-200

动作要领

动作幅度不宜过大，以免晕眩或拉伤肌肉。

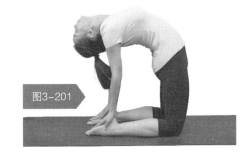

图3-201

动作功效

增强脊柱力量，促进血液循环；有助于消除背痛、腰痛和矫正驼背；促进消化和排泄，促进甲状腺和荷尔蒙的正常分泌。

八、压力管理体式

1. 倒箭式

倒箭式

预备姿势

仰卧，双脚并拢，双手放于身体两侧，掌心向下（图 3-202）。

练习方法

吸气，向上举腿并抬起臀部使其离开地面，弯曲肘关节，大臂支撑在地面上，两手支撑住下背部，慢慢伸直双腿（图3-203），保持3～5次呼吸；呼气，身体慢慢落下还原。

动作要领

初学者可弯曲双膝。

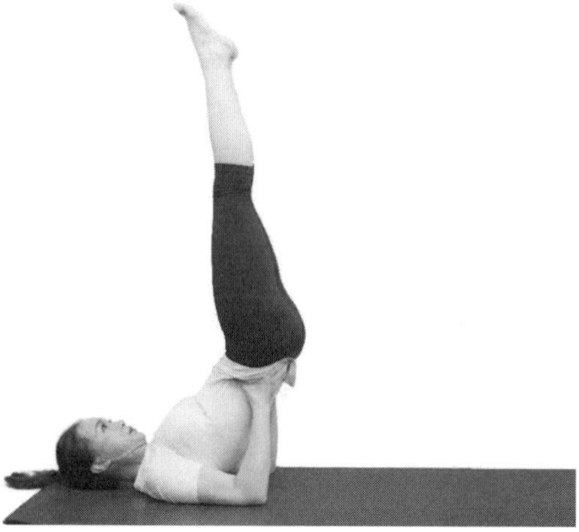

动作功效

促进身体血液循环，使腹部脏器恢复活力，使人感到精力充沛和警醒；放松肩颈、腿部、脚踝处的肌肉和神经系统；有效刺激颈部区域的甲状腺和副甲状腺、颈动脉与窦神经，平衡神经系统。

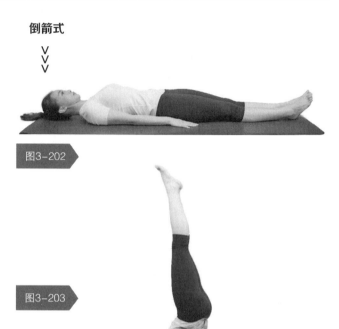

倒箭式
图3-202
图3-203

演示视频
犁式

2. 犁式

预备姿势

仰卧，双脚并拢，双手放于身体两侧，掌心向下（图3-204）。

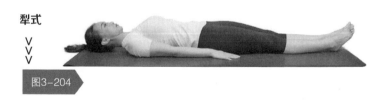

犁式
图3-204

练习方法

吸气，举腿向上至与地面呈 90 度，手掌压地；将并拢的双腿向后伸至两脚过头，尽量向后伸展双腿到自身极限，可以的话，将双脚下降直到脚趾碰到地面；弯曲肘关节，大臂支撑在地面上，双手支撑在下背部（图 3-205），自然呼吸，保持 3～5 次呼吸；感觉没有困难的同学，试着将两臂滑向头部方向伸直，自然呼吸，保持 3～5 次呼吸；身体按原路还原。

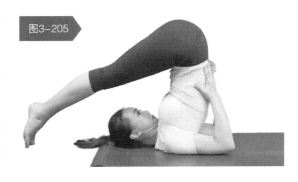

图3-205

⚠ 警告：
颈椎病患者不要练习。

动作要领

臀部向上，背部伸直，脊柱延展；静止时，膝关节保持平直；还原时，可屈双膝，一节脊椎接着一节脊椎慢慢地"展开"身躯，缓慢放下臀部及双腿。

动作功效

滋养整条脊神经，消除背痛、腰部风湿痛和两肘的僵硬感；增强腘肌的力量，消除腰围线、髋部、腿部多余的脂肪；刺激血液循环，滋养面部和头皮；收缩腹脏器官，有益于肾脏、肝脏、脾脏、胰脏、各种内分泌腺体和生殖器官；消除胃部气胀疼痛，缓解月经失调，帮助治愈头痛、痔疮、糖尿病。

3. 肩倒立式

预备姿势

犁式准备（图 3-206）。

演示视频

肩倒立式

练习方法

双脚依次向天空方向伸展，收紧臀部，展开髋关节，将背部和双腿立直，脚尖向天空伸展（图3-207），保持3～5次自然呼吸。

动作要领

初学者尽力做，不要勉强用力，尽量将躯干完全伸直。

动作功效

肩倒立式被称为"体式之母"，这种体式可以促进身体血液循环，使腹部脏器恢复活力，使人感到精力充沛和警醒；可放松肩颈、腿部、脚踝处的肌肉和神经系统，对于静脉曲张、内脏下垂、月经失调、消化不良、精神紧张、失眠等症状有缓解作用；可以有效刺激颈部区域的甲状腺和副甲状腺、劲动脉与窦神经，平衡神经系统。

肩倒立式
>>>

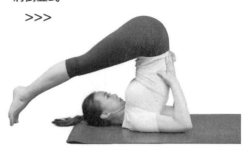

图3-206

⚠ 警告：
颈椎病者慎重练习。

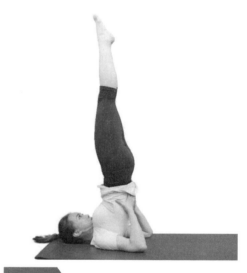

图3-207

4. 简弓式

预备姿势

俯卧，屈膝，双手抓握双侧脚踝（图3-208）。

练习方法

吸气,胸腔打开抬离地面,两腿并拢,大腿前面不离地(图3-209),保持3～5次自然呼吸;呼气,松开双手还原俯卧姿势。

动作功效

伸展所有椎骨,增强背部肌肉群,锻炼胸部和腹部肌肉;促进腹部脏器的血液循环,改善消化功能和肝脏机能,补养胰脏;刺激各内分泌腺体,特别是甲状腺;有益于骨盆区域,可使人精神警觉、充满活力。

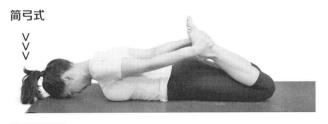

简弓式

图3-208

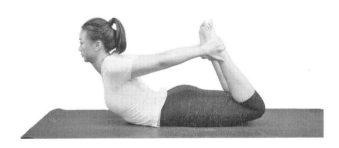

图3-209

5. 弓式

预备姿势

俯卧,屈膝,双手抓握双侧脚踝(图 3-210)。

练习方法

吸气,胸腔打开抬离地面,同时两腿微微分开向上抬离地面(图3-211),保持3～5次自然呼吸;呼气,松开双手还原俯卧姿势。

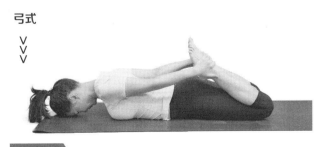

弓式

图3-210

动作要领

双脚向后、向上伸展，带动身体前侧打开上提。

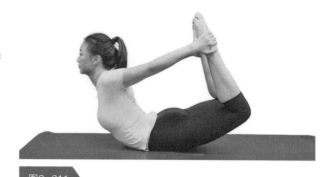

图3-211

动作功效

伸展所有椎骨，增强背部肌肉群力量，锻炼胸部和腹部肌肉；促进腹部脏器血液循环，改善消化功能和肝脏机能，补养胰脏；刺激各内分泌腺体，特别是甲状腺；有益于骨盆区域，可使人精神警觉、充满活力。

6. 轮式

预备姿势

仰卧，屈膝，脚后跟贴近臀部，双膝打开与骨盆同宽（图3-212）。

轮式
∨∨
∨

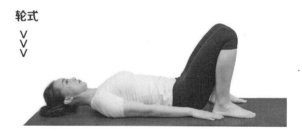

图3-212

练习方法

双臂举过头顶屈肘，立肘向上，手掌压在头部两侧地面上，与肩同宽，指尖指向身体；吸气，卷尾骨向上，髋关节上抬展平，抬起背部至肩部，手臂向下推地，抬起肩部，打开身体前侧（图3-213），保持3~5次自然呼吸；呼气，屈膝屈肘，收下巴后脑勺着地，

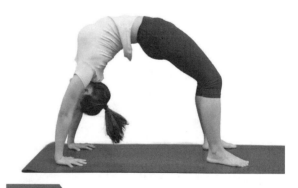

图3-213

身体缓慢还原回到垫子上。

动作要领

启动腹肌力量，卷尾骨，保持下背部的平展；手推地，胸腔上提；脚蹬地，启动腿部力量，保持重心向上提，慢慢找到身体轻盈感。

动作功效

伸展所有椎骨，增强背部肌肉群力量，锻炼胸部和腹部肌肉；促进腹部脏器血液循环，改善消化功能和肝脏机能，补养胰脏；刺激各内分泌腺体，特别是甲状腺；有益于骨盆区域，使人精神警觉、充满活力。

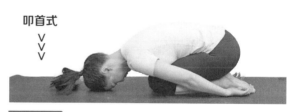

叩首式

7. 叩首式

预备姿势

婴儿式准备（图3-214）。

练习方法

双手放在面部两侧垫上，吸气，抬高臀部至大腿与地面垂直，头顶着地（图3-215），自然地呼吸，保持30～60秒；呼气，臀部慢慢落回到脚跟上，前额保持着地片刻，然后慢慢抬起头部和躯干还原跪坐姿势。

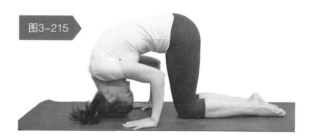

图3-214

图3-215

动作要领

注意颈椎的压力，初学者可以用手轻推地面。

动作功效

按摩头部，增加流向头部的血液。

8. 下犬式

预备姿势

婴儿式准备，双腿分开与髋同宽。

下犬式

练习方法

吸气，十指大大张开充分压实地面，先过渡到猫式，接着将臀部抬高，伸直双腿，伸展整个背部，头部处于两臂之间；呼气，脚后跟落地（图3-216），自然呼吸，保持30～60秒；按原路还原至婴儿式。

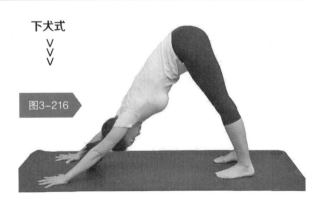

图3-216

动作要领

十指张开，虎口主动压实地面，减少手腕的压力；背部充分伸展，力量延展至尾骨。

动作功效

有助于减少臀部及大腿多余的脂肪，美化肩背，拉长双腿后方韧带，充分激活身体各部位潜能；滋养脑部，使人放松心情，缓解失眠。

9. 坐姿抓趾平衡式

预备姿势

坐立于垫上。

练习方法

屈双膝，双手以食指、中指和大拇指三指抓大脚趾；吸气，双腿抬离地面保持平衡；呼气，伸直膝关节，以臀部支撑地面，保持身体平衡（图3-217）；自然呼吸，保持30～60秒；屈膝还原。

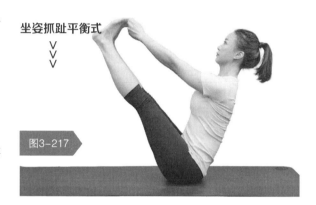

图3-217

动作要领

注意力集中，呼吸稳定，保持身体重心的平衡。

动作功效

伸展后背，拉伸双腿后侧肌肉群，锻炼平衡力，提升专注力。

10. 站立抓趾平衡式

预备姿势

站立山式准备。

练习方法

吸气,右手叉腰,屈左膝上提,左手食指、中指和大拇指三指抓住左脚大脚趾(图3-218);呼气,伸直左膝(图3-219),保持稳定,自然呼吸,保持30秒;右臂伸直侧平举,左手带着左腿向左展开90度,目光注视右手指尖方向(图3-220),保持稳定,自然呼吸,保持30秒;手脚依次还原。

站立抓趾平衡式

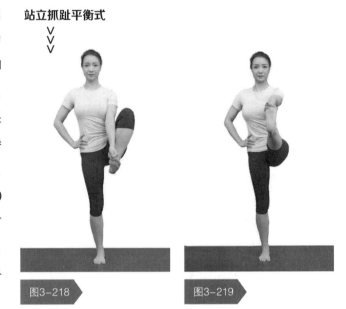

图3-218　　图3-219

动作要领

保持右脚踩地,右大腿收紧,身体摆正,不抬右髋,收腹、收肋骨。

动作功效

加强背部、髋部与腿部的肌肉力量,提升平衡能力和专注力。

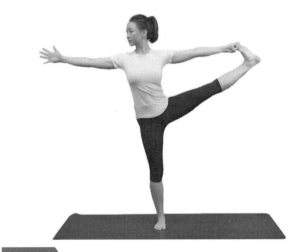

图3-220

九、强化免疫体式

1. 鱼式

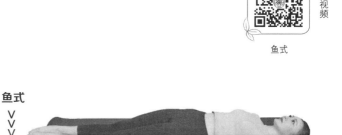

鱼式

预备姿势

仰卧，双腿并拢伸直，绷脚背，双手放于臀部下方，掌心向下压实地面（图3-221）。

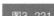

图3-221

练习方法

肘关节内收撑地，吸气，抬起上体，眼睛看向双脚；呼气，胸腔打开上提，抬头伸展颈

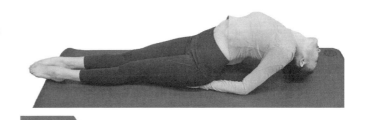

图3-222

部，头顶落地（图3-222），保持3~5次自然呼吸；还原时肘关节推地，吸气，抬头看向双脚；呼气，慢慢还原回到垫上。

动作要领

进入体式后，肘关节推地，胸腔上提，头顶轻触地面，保持颈部肌肉的伸展。

动作功效

打开胸腔，有助于增强肺部功能；柔软脊柱，滋养背部神经，加强腰背肌肉力量；预防脱发、失眠，美化颈部，调理甲状腺，促进身体正常发育；放松骨盆，促进骨盆区域血液循环；刺激胰脏，伸展腹部脏器，有益于治疗腹部疾病，消除紧张情绪。

2. 拱背伸腿式

预备姿势

仰卧，双腿伸直，绷脚背，双手放于身体下方（或两侧），掌心向下（图3-223）。

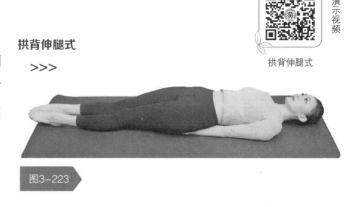

拱背伸腿式
>>>

图3-223

练习方法

肘关节撑地，吸气，抬起上体；呼气，胸腔打开上提，抬头伸展颈部，头顶落地；吸气，将双腿抬至与地面呈45度，双臂抬起与双腿平行（图3-224），自然呼吸，静态保持30～60秒；还原时依次落双腿、落双手、颈部还原、背部还原。

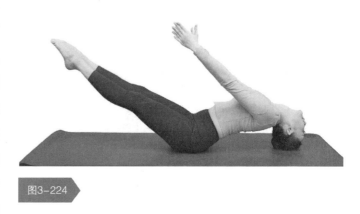

图3-224

⚠ 警告：
颈椎病患者不要练习。

动作要领

进入体式时注意双臂与双腿平行，手肘、手臂不弯曲，只有臀部和头部触地，胸腔扩展上提，减少头顶点地的重量。

动作功效

调理甲状腺，对脱发、失眠人群非常有益；加强颈部力量，促进背部血液循环，柔软脊柱；调整呼吸系统；纤细手臂，减少大腿多余脂肪，改善静脉曲张的症状。

3. 榻式

预备姿势

跪坐，双膝并拢，双脚分开，臀部落于垫上，双手放在双脚上（图 3-225）。

演示视频
榻式

练习方法

吸气，伸展脊柱；呼气，身体向后躺下，再次呼气，挺胸展肩，头部后仰，头顶轻触地面（图 3-226）（如头顶无法触地，保持头颈前侧自然伸展），自然呼吸，静态保持 30 ~ 60 秒；吸气，手肘撑地将上身还原。

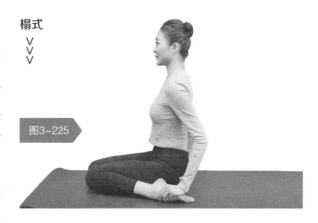

图 3-225

图 3-226

动作要领

膝关节尽量向下压实地面，后仰平躺时要注意脊柱的延展；如果练习困难，可将膝关节稍稍分开。

动作功效

扩张胸腔，打开身体前侧，有益于肺部健康；伸展股四头肌，展开髋关节，促进骨盆内血液循环，按摩腹脏器官。

演示视频
月亮式

4. 月亮式

预备姿势

跪坐，双手高举过头顶，大拇指交扣（图 3-227）。

练习方法

吸气，双手、脊柱向上伸展；呼气，上身慢慢前倾的同时，保持脊柱的延伸，直到头触地（图3-228），自然呼吸，静态保持30～60秒；吸气，指尖带着上身慢慢抬起还原。

月亮式

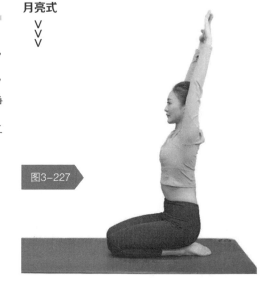

图3-227

动作要领

额头触地时不要刻意拱背，要保持脊柱拉伸的状态，如想增加对腹脏的按摩效果，可双手握拳放置于腹前。

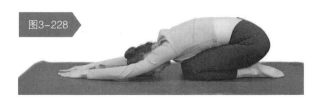

图3-228

动作功效

放松下背部，安抚神经，使身体更加松弛；锻炼盆底肌，放松坐骨神经，调节肾上腺功能，有助于消除便秘，改善性功能下降的状况。

鸦步式 演示视频

5. 鸦步式

预备姿势

蹲于垫上，抬起双脚脚跟，双手自然放于双膝上（图3-229）。

鸦步式

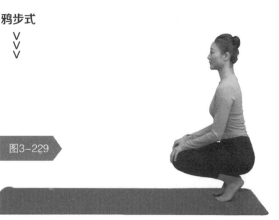

图3-229

练习方法

左腿蹲立准备，以蹲式走步，迈出右脚（图3-230），可用脚趾，也可用全脚掌，左右脚交替走步。

鸦步式
∨∨∨

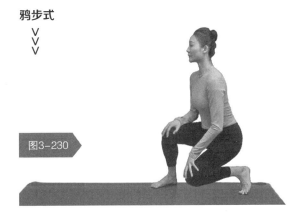

图3-230

动作要领

走步过程中自然呼吸，上身保持直立，不要塌腰，体会两腿交替行进对脚趾的刺激。

动作功效

增加双腿血液循环，对治疗便秘有一定作用，可挤压按摩盆腔内的脏器，改善女性宫腔内循环。

6. 花环式

预备姿势

蹲位，双腿并拢，后背立直，双手置于双膝上（图3-231）。

练习方法

在保持身体平衡的基础上大大地分开双膝，呼气，上身前倾至双膝之间，腋窝放在双膝内侧，双手绕至双腿后方抓住脚踝后侧，头自然下垂，轻触地面（图3-232），自然呼吸，静态保持30~60秒；吸气还原。

花环式
>>>

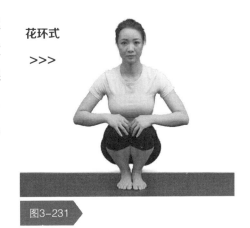

图3-231

动作要领

上身前倾时不拱背，重心放于双脚中间，脚后跟尽量向下踩实地面，保持整个身体的稳定。

动作功效

按摩腹部脏器，增强腹部肌肉力量，有助于消除便秘以及消化不良的症状；促进骨盆区域血液循环；消除背痛，尤其是生理期背痛。

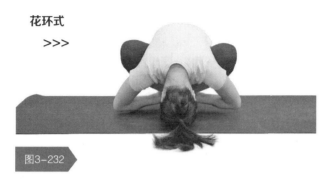

图3-232 花环式

7. 放气式

演示视频 放气式

预备姿势

蹲位，双膝分开与肩同宽，双脚平放于地面，手心向上放在前脚掌下（图3-233）。

练习方法

深深吸气，呼气同时低头、缓慢伸直双腿（图3-234）；吸气，还原至蹲位（图3-233）；重复练习7次。

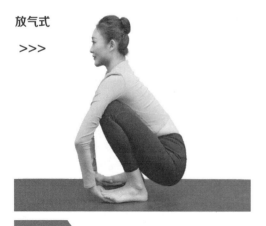

图3-233 放气式

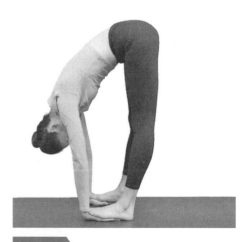

图3-234

动作要领

伸直双腿时注意将坐骨指向天花板方向，上身前屈拉长脊背且保持稳定。

动作功效

有益于腹部脏器，补养双肩、双臂、双腿和双膝的神经，增加这些部位的肌肉力量。

8. 风吹树式

预备姿势

站立，双脚分开与肩同宽，双手高举过头顶，十指交扣，翻转掌心向上，目视前方（图3-235）。

练习方法

吸气，双手、脊柱向上伸展；呼气，身体向右侧屈伸展（图3-236），自然呼吸，静态保持30～60秒；吸气还原，换反侧练习。练习时也可以先动态练习，再静态保持。

动作要领

侧屈时应多体会向上向远的伸展，保持骨盆始终正对前方，收肋骨、卷尾骨，使身体保持在一个平面上。

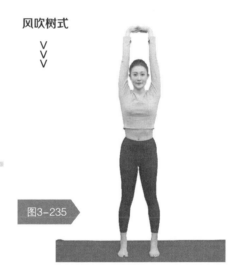

图3-235

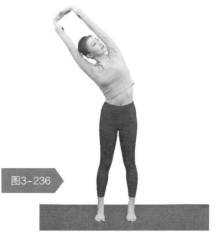

图3-236

> 动作功效

锻炼脊柱两侧，使之更灵活和有弹性；有助于减少腰部多余脂肪；有益于胸、背、腰、双肩、双髋以及内脏器官；可提高练习者的平衡能力。

十、放松安神体式

1. 俯卧放松功

> 练习方法

俯卧，头转向一侧，面部贴地，两臂在身体两侧伸展，手心向上，两脚打开略宽于骨盆，保持自然呼吸（图3-237）。

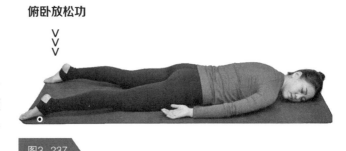

俯卧放松功

图3-237

> 动作功效

伸展放松背部、双肩、双臂，对腰椎间盘突出、颈项强直、驼背、圆肩的人有益，使身心完全放松。

2. 鳄鱼休息式

> 练习方法

俯卧，屈肘，双手叠放于额头下方，双腿自然分开，脚尖向外，头部、颈部、肩部、背部完全放松（图 3-238）。腰椎不好的练习者，可两脚脚尖向内。

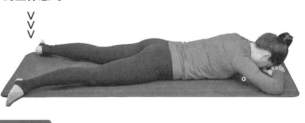

鳄鱼休息式

图3-238

> 动作功效

充分放松全身,尤其是脊柱,有助于纠正轻微的椎间盘错位。此动作在练习俯卧后屈姿势之前或之后做有特别不错的效果,也是观察腹式呼吸的最佳姿势。

3. 大拜式放松

> 练习方法

猫式预备姿势,臀部向后,落于两脚脚跟上,额头触地,手臂自然向前伸展(图3-239)。

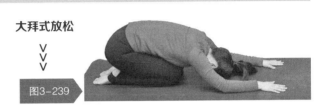

图3-239

> 动作功效

放松肩背以及腹脏器官。

4. 雷电坐

> 练习方法

跪坐于垫上,臀部落于两脚脚跟上,双手放于大腿上,自然呼吸,放松全身,可意守眉心(图3-240)。

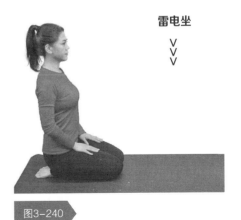

图3-240

> 动作功效

放松神经系统,使心神安宁。

十一、锻炼全身经典体式——拜日式

拜日式（太阳致敬式）为瑜伽体位练习的一系列入门体式，由 12 个体式组成，这 12 个体式按顺序连贯练习，可用于热身，有利于舒展身体、平和内心。

（一）传统拜日式

1. 祈祷式

演示视频
传统拜日式

练习方法

站立，双脚并拢，双手于胸前合十，目视前方，自然呼吸（图 3-241）。

2. 伸展式

练习方法

吸气，双臂上举过头顶，掌心向前，身体舒展微微后仰（图 3-242）。

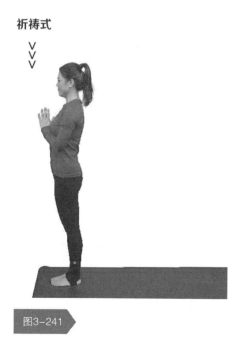

图 3-241 祈祷式

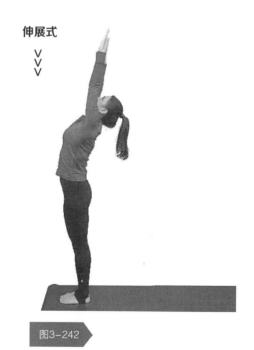

图 3-242 伸展式

3. 前屈式

练习方法

呼气，屈髋向前，上体向下，双手抓双脚脚踝（图 3-243）。如果腿部后侧紧张，可以微屈膝，将手放在腿部前侧。

4. 奔马式

练习方法

吸气，上体向前伸展至半前屈；呼气，左脚向后退一大步，接着左侧膝盖、脚背落地，右小腿与地面垂直；吸气，两臂向上举过头，双手合十，立起上体（图 3-244）。

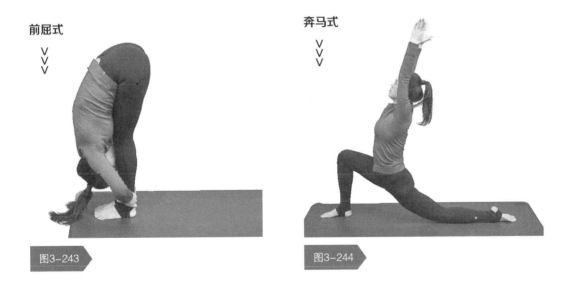

前屈式

图3-243

奔马式

图3-244

5. 斜板式

练习方法

呼气，身体前屈，双手压在右脚两侧，左脚脚趾压地，左膝伸直；吸气，右脚向后撤与左脚并拢，头、躯干和腿在一个平面上（图 3-245），保持 3～5 次呼吸。

6. 八肢式

练习方法

呼气，屈膝落地；吸气，手臂推地，身体向后至婴儿式（图 3-246）；屈肘关节，身体向前移动，胸腔落到双手之间，下巴着地，双脚、双膝同时落地。因身体 8 个部位同时着地，故此体式被称为"八肢式"（图 3-247）。

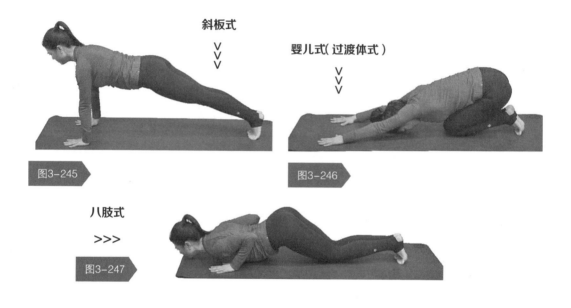

斜板式
图3-245

婴儿式（过渡体式）
图3-246

八肢式
图3-247

7. 蛇式

练习方法

在八肢式的基础上，身体继续向前移动至俯卧，双手在双肩下方，肘关节靠近肋骨；双肩向后向下卷动，吸气，抬起头部、上体，双肩下沉，脊柱伸展；耻骨和大腿贴在地面上，双脚并拢，脚背压地（图 3-248）。

8. 顶峰式

练习方法

呼气，勾脚，双脚着地，手推地，臀部向上顶起，背部伸展，臀部向后向上提，膝关节伸直，脚后跟下踩（图 3-249）。

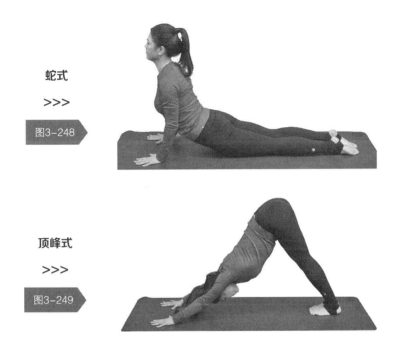

蛇式
>>>
图3-248

顶峰式
>>>
图3-249

9. 奔马式

练习方法

抬起左腿向前迈至双手之间，屈左膝 90 度，右侧膝盖、脚背落地；吸气，双臂向上举过头，双手合十，立起上体（图 3-250）。

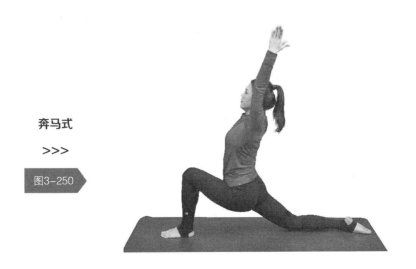

奔马式
>>>
图3-250

10. 前屈式

练习方法

在奔马式的基础上,呼气,上体前屈,手压在左脚两侧;吸气,向前收右脚,双脚并拢;呼气,上体前屈,使之靠近双腿(图3-251)。

11. 伸展式

练习方法

吸气,上体向上抬起至站立姿势,双臂举过头顶,掌心向前,身体舒展,微微后仰(图3-252)。

12. 祈祷式

练习方法

呼气,双手还原至胸前,双手合十(图3-253)。

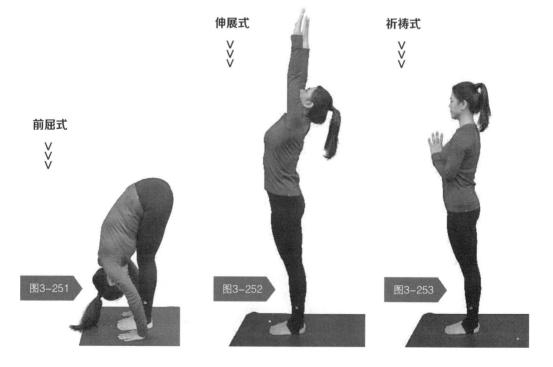

（二）拜日式A

与传统拜日式相比，拜日式 A 不包括奔马式和八肢式，只从传统拜日式序列体式中取 9 个体式（图 3-254 至图 3-264），其中，在两次前屈式之后各有一个前屈伸展式的过渡体式。拜日式 A 的练习方法与传统拜日式类似，具体每个体式的练习方法这里不再赘述。

拜日式A

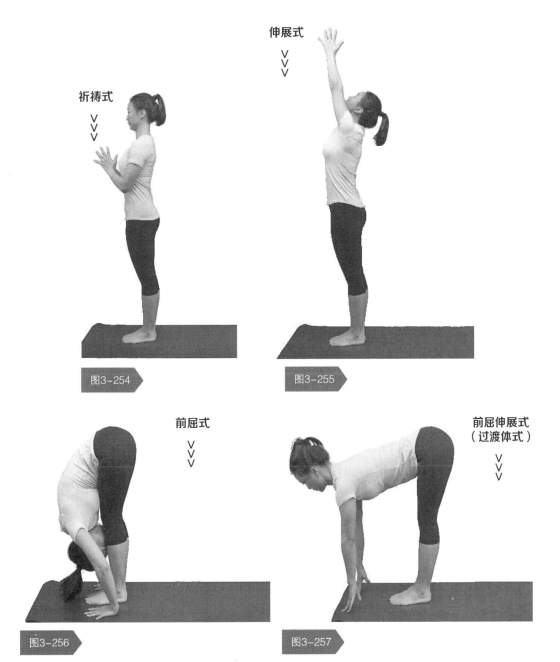

祈祷式
图3-254

伸展式
图3-255

前屈式
图3-256

前屈伸展式
（过渡体式）
图3-257

斜板式
>>>
图3-258

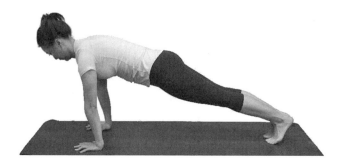

蛇式
>>>
图3-259

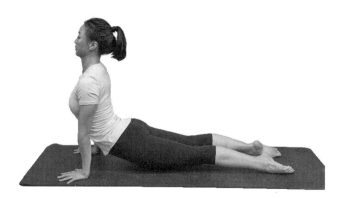

下犬式
>>>
图3-260

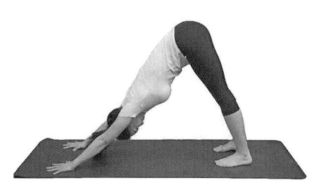

前屈伸展式
（过渡体式）
∨∨∨

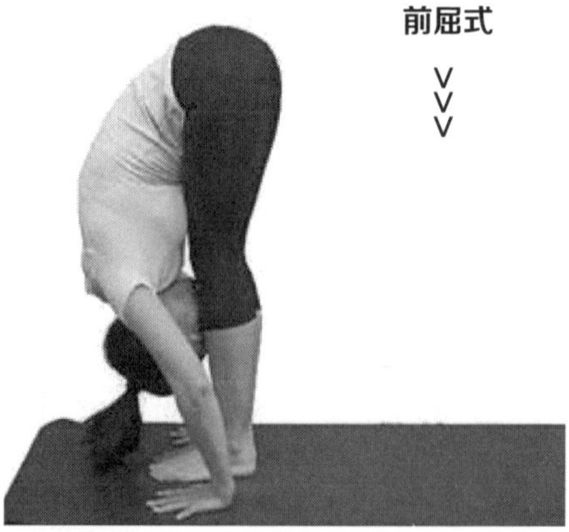

前屈式
∨∨∨

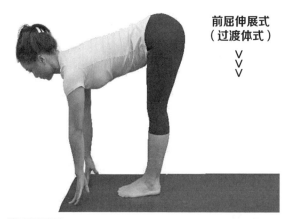

图3-261

图3-262

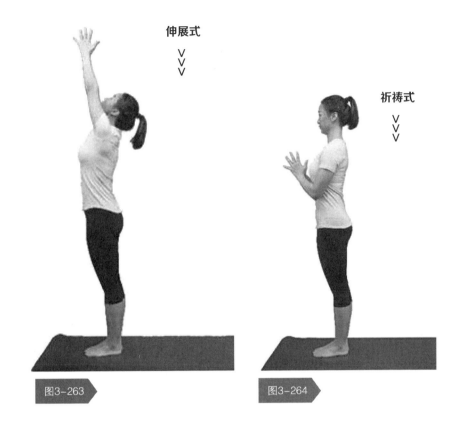

图3-263　　　　　图3-264

第二节　瑜伽呼吸与调息

一、瑜伽呼吸

瑜伽呼吸有四种形式：腹式呼吸、胸式呼吸、完全式呼吸和喉呼吸。

1. 腹式呼吸

简易坐姿，双手放于腹壁，吸气，腹部隆起；呼气，腹部内收（图3-265）。

演示视频
腹式呼吸

2. 胸式呼吸

双手放于两侧肋骨外侧，吸气，胸部区域扩张，腹部保持平坦，肋骨向上向外扩张；呼气，肋骨向下向内收（图3-266）。

演示视频
胸式呼吸

腹式呼吸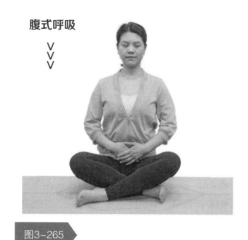

胸式呼吸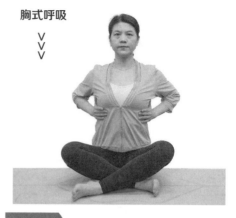

图3-265　　　　　　　图3-266

3. 完全式呼吸

把以上两种练习方法结合起来，就是完全式呼吸。具体方法：一手放于胸部，一手放于腹部，吸气，让气体下沉推起腹部，然后是胸部下半部、胸部上半部，双肩升起，腹部随之内收；呼气，放松胸部，放松腹部，向内收紧腹部肌肉直至气体完全呼尽（图3-267）。

采用以上三种呼吸方式时，应呼吸均匀、畅顺、稳定。

完全式呼吸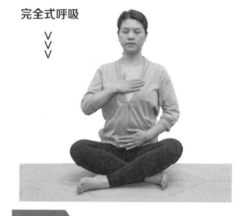

图3-267

以上三种呼吸方式可净化血液，强壮肺部组织，增强对感冒、支气管炎、哮喘及其他呼吸系统疾病的抵抗力。胸式呼吸对肺部效果更显著，腹式呼吸对横膈膜的按摩效果更好，完全式呼吸在使心灵澄澈方面更有效。

4. 喉呼吸

喉呼吸又称乌加依呼吸或成功式呼吸，任何姿势都可以练习。

方法：将舌头向后抽，让舌头前部顶着口腔上颚的后部，吸气时听到像"萨"的声音，呼气时听到像"哈"的声音。熟练的练习者无须卷动舌头；初级练习者尽量让呼气时间与吸气时间相同，熟练的练习者让呼气时间是吸气时间的两倍。

益处：消除由痰湿引起的疾患，养护喉部；使心灵和神经系统宁静安详。

二、清理经络调息术

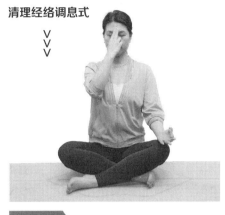

清理经络调息式

图3-268

预备姿势：简易盘坐，抬起右手，用食指和中指抵住眉心，无名指与小拇指并拢，与大拇指分别放于鼻翼两侧（图3-268）。

第一阶段练习：单鼻道轮流呼吸。

方法：左鼻道呼吸5次，换右鼻道呼吸5次，此为一轮。

要求：每次呼吸时间长短相同。初学者每天练习10～15轮，坚持练习15天。

第二阶段练习：双侧鼻道交替呼吸。

方法：简易坐姿，保持自然呼吸。左鼻道吸气，右鼻道呼气，接着右鼻道吸气，左鼻道呼气，此为一轮。

要求：在第一阶段练习的基础上加上第二阶段练习。每天作5轮第一阶段练习，然后作25轮第二阶段练习，坚持练习15天。

益处：平衡左右大脑，平衡体内的能量，清理体内能量通道的阻碍。

三、清凉呼吸功（卷舌式调息及嘶式调息）

方法：取舒适的坐姿，背部伸直，双手放于双膝上；张开嘴，把舌头卷成一条管子，用它吸入空气；吸满后，慢慢通过鼻子呼出，最好用喉式呼吸的呼气方式。

如果无法将舌头卷起，可采用嘶式呼吸控制法，坐姿，牙齿轻轻咬合，将两侧嘴角向后拉起，向内吸气，吸满后，慢慢闭合双唇，用鼻子慢慢将气体呼出。

演示视频 卷舌式调息

演示视频 嘶式调息

益处：为身体降温，对低烧人有益；可以镇静神经系统，促进肝脏和脾脏的活动，增强消化能力，控制饥饿感，缓解口渴感。

警告：患心脏病者及有体寒、哮喘、咳嗽症状的人不宜练习，冬季不宜练习，患高血压者只限于做10个回合，直到血压降低为止。

四、圣光调息（前脑洁净术）

方法：双鼻道主动快速呼气，然后自然吸气，此为一组，连续练习 15 组，最后一次呼气要把气息完全呼尽。

演示视频
圣光调息

益处：清洁鼻窦和肺部；减少腹部多余脂肪，按摩腹脏器官；清洁血液，唤醒身体能量，提升身体灵性。

警告：有耳疾、眼病者，患有高血压、心脏病、疝气、癫痫、胃病者，以及孕妇、处于生理期者不宜练习。

五、风箱式调息

方法：快速地吸气与呼气，双鼻道练习 15 次，最后一次呼气后加外屏息。刚开始练习时可练习 10 次风箱式调息加上一次太阳式调息（右鼻道吸气，左鼻道呼气）。

要领：把肺部当作风箱。

益处：同圣光调息，效果比圣光调息更明显。

警告：同圣光调息，另外，还不适合体质较弱者和肺活量较小者。

六、昏眩式调息

方法：吸气，屏息，呼气同时慢慢低头，屏息。练习 2～3 次。

益处：增加体内含氧量，净化血液，使头脑清醒。

警告：心脏病患者、高血压患者及有智力障碍者不宜练习。

七、蜂鸣式调息

方法：用鼻呼吸，呼气时发出低频的蜜蜂蜂鸣的声音，吸气时发出高频的蜜蜂蜂鸣的声音。

益处：增加体内含氧量，令人心情愉悦。

第三节　瑜伽冥想

一、静坐冥想

三种瑜伽坐姿：简易坐（散盘）、单莲花坐（单盘）、双莲花坐（双盘）。

环境：通风、安静的室内或户外。光线不可太暗，否则难以集中意识；也不可太亮，否则无法进入状态。

方法：选择一种舒适的瑜伽坐姿，臀部垫高两寸（约6.67厘米）左右，躯干端直，心念清明警觉，双手结瑜伽智慧手印，下巴微收，舌尖轻抵上颚，眼睛微闭，意识内敛，不去想任何事情。

心路：知止而后能定，定而后能安，安而后能虑，虑而后能有所得。

益处：减少沮丧、压力以及头痛、失眠的状况，增强注意力和记忆力。

二、语音冥想（曼特拉冥想）

最基本的语音——噢姆（Aum）。

方法：选择一种舒适的坐姿，完全呼吸5次；接着呼气时发"噢姆"音，吸气时心里默念"噢姆"，练习5次。

提示：紧密注意瑜伽语音。

益处：语音冥想是功效最直接、使用最广泛的冥想方式，通过练习可直接刺激脑下垂体。

? 本章思考题

1. 练习瑜伽需具备哪些基本条件？
2. 练习瑜伽体式时应遵循哪些运动生理学原理？
3. 简述每个体位 5～10 个瑜伽体式的练习方法和动作功效。
4. 编排一套适合自己日常练习的瑜伽体式组合动作。
5. 简述两种瑜伽调息术的练习方法和益处。
6. 简述练习瑜伽静坐冥想的益处。

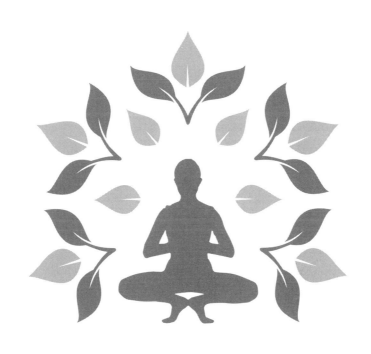

第四章
瑜伽练习常见问题解答

第四章 瑜伽练习常见问题解答

Q 什么是瑜伽？

A "瑜伽"是梵文 Yoga 的译音，意思是"联系""结合"和"和谐"。在古代，瑜伽主要作为一种宗教修行和精神习练的方式而存在，通常被解释为"个体灵魂与宇宙灵魂的结合"或"个体意识与至高无上意识的结合"，是通过身体、心灵及精神的统一而实现的个人与至高无上意识的结合。按照古印度的传统，练习瑜伽的人被称为修行者。近代以后，瑜伽与现代科学融合，在全世界范围内逐渐发展成一种被大众普遍接受和喜爱的健身运动。

Q 瑜伽与健美操有什么区别？

A 健美操主要锻炼的是心肺功能，与瑜伽相比，健美操的运动强度较大，因此更需要练习者具备持之以恒的耐力以及专业的技术能力。练习健美操时，如长期使身体处在机械化的高强度运动当中，容易产生肌肉紧张和疲劳，练习不当也有可能造成局部肌肉发达和运动损伤。

瑜伽各种体式缓慢舒展，更讲究循序渐进。练习瑜伽不容易因乳酸堆积而造成肌肉酸痛或劳损，运动损伤概率较小。同时，练习瑜伽对很多疾病也有缓解或治疗的效果。练习者通过瑜伽各体式的练习还能够放松和舒展肌肉，使新陈代谢放慢，唤醒更多的能量在体内流动，使全身舒畅通透，精力充沛，提高睡眠质量。此外，由于瑜伽调息法对脑部摄食中枢具有调节作用，练习者的饮食会趋于清淡，食量会相对减少。

Q 瑜伽跟气功有不少相似的地方，练瑜伽会不会像练气功那样出偏？

A 瑜伽虽然某些地方与气功相似，但二者有本质的区别。二者最大的区别是瑜伽有大量的体式，调息必须在体式练习娴熟以后进行，这就避免了出偏的问题。

Q 为什么瑜伽在现代社会如此流行？

A 原因主要有六点：

第一，瑜伽练习没有统一的、固定的外在标准，每个人在练习过程中都需根据自身身体状况及身体和内心的真实感受来确定练习的强度，它没有强迫性，因此，瑜伽不会给练习者带来身体上或心理上的任何负担，任何人都可以通过练习瑜伽来达到身心良好的状态。

第二，一方面，瑜伽练习有助于消除紧张和压力，调节紧绷的神经和内分泌系统，改善不良的生活方式和饮食习惯，改善体型和体态；另一方面，瑜伽练习可以使练习者内心宁静，这是一种内在的沉淀。此外，现在很多国家已经将瑜伽作为一种辅助治疗方式，因为瑜伽练习对哮喘、糖尿病、高血压、关节炎、消化不良等慢性疾病有辅助治疗作用。

第三，无论练习者的体态和身体素质如何，都会发现瑜伽是非常有挑战性的，每个体式都能让练习者在灵活性、柔韧性、协调性、力量感、身体控制能力和平衡能力等方面得到充分锻炼，同时也会增强练习者的毅力、定力、耐性及专注度。例如，要保持一个瑜伽体式，练习者必须努力去维持身体的稳定和平衡，同时还要依靠正确的重心调节方式和发力方式去支撑整个身体。由于人的身体往往习惯于旧有的生活规律和动作，许多人在刚开始尝试瑜伽的各种体式时身体会出现剧烈抖动的情况，但若坚持下去，在掌握了瑜伽的要诀后就会逐步进入一个新的状态。慢慢地，练习各种体式时身体就好比坐在椅子上一样，平稳、自如、舒适。

第四，练习瑜伽是一个自然、愉悦的过程，是练习者认识自己、感知自身，使身心重新建立起良好连接的一种有效方式。在练习过程中，练习者可通过呼吸和伸展的方法来调节情绪，感觉就像暂时放下周遭的一切进入一个空灵的境界，练习者在这个"世外桃源"中丰盈内在，找寻自我极限，从而有效缓解日常工作与生活中所面临的紧张和压力。

第五，瑜伽运动的去宗教化和现代化演变，使其成为一种大众更易于接受的健身运动，能够被世界上不同宗教信仰的国家和民族所接纳。

第六，如今研究瑜伽运动健身健心效果的国家和机构越来越多，更多科学数据的支撑也是现代瑜伽运动快速传播与普及的一个重要原因。

Q 瑜伽可以减肥吗？可以改变我们的形体吗？

A

瑜伽能够起到减肥、塑形的作用，并且功效非常明显、持久。瑜伽对人身体的提升是潜移默化的。练习瑜伽贵在坚持，内化于心而外化于形，坚持练习不仅可以使练习者拥有好身材，也可以提升练习者的气质。

第一，瑜伽特有的胸式和腹式呼吸法对控制食欲的脑部摄食中枢有良好的调节作用，可有效防止过度进食。练习瑜伽一段时间后，练习者会发现自己对"惰性食物"逐渐排斥，转而偏好清淡、新鲜的"悦性食物"。

第二，瑜伽配合呼吸的韵律、围绕脊柱完成的各种姿势可以有效按摩腹脏器官，调节内分泌，加强胃肠蠕动，促进脂肪的消耗。

第三，瑜伽是有氧运动，每周2～3次的瑜伽练习会帮助练习者消耗多余的热量，不但能够减肥，还能增强肌肉力量，并通过各种伸展姿势拉长肌肉线条，让练习者渐渐练出修长、紧实的体型。

Q 练习瑜伽对人体有什么特殊的好处呢？

A 第一，很多女性练习瑜伽都是为了得到一个满意的形体，在减肥的同时实现塑形的目的。第二，瑜伽有很多倒立的动作，这些动作可以反转地心引力对人体的作用，可以提拉皮肤、减少皱纹，同时滋养面部的肌肤，使面部红润有光泽，即有美容的作用。第三，练习瑜伽能使人的心情变得越来越好，让呼吸变得越来越顺畅，可以使人越来越自信。第四，练习瑜伽能提高人体的协调性和灵活性，使僵硬的身体变得更加柔软，四肢更加灵活，使柔韧和力量并存。第五，练习瑜伽能促进人体的血液循环，疏通经络，提高睡眠质量。

Q 练习瑜伽前一定要热身吗？

A 是的，练习之前一定要热身。瑜伽动作看似缓和，事实上非常挑战人体的极限，如果练习前不做恰当热身，活化肌肉和关节，那么在练习过程中产生伤害的可能性较大。练习瑜伽前应当适当拉伸，以唤醒我们的身体并且预防运动损伤。

Q 练习瑜伽有什么注意事项？

A 由于瑜伽的每一种体式从进入、保持到还原都遵循缓进缓出原则，因此，容易让人误以为瑜伽的练习并没有特别需要注意的地方。瑜伽体位法中有弯、叠、折、俯、扭、屈、伸、提、压等动作，不正确的练习会有损身体，因此，练习瑜伽主要有以下几个注意事项。

第一，遵守 SFS（Safety Focuses on Stretch）原则，即练习时缓慢地完成动作，循序渐进，防止肌肉拉伤，同时注意力要集中，用心去体会身体伸展时产生的感觉，这样才能达到身体和精神的放松。此外，完成每个体式时需至少做五次调息（一呼一吸为"息"）再还原。

第二，练习前后 1 小时均应保持空腹，且尽量少喝水，因为练习瑜伽时身体的血液集中在局部肌肉或器官上，会影响食物的消化与吸收。

第三，练习后 1 小时内不宜淋浴，因为练习瑜伽后全身的毛孔会张开，身体变得非常敏感，忽冷忽热的刺激会伤害身体。

第四，练习时须穿着舒适，如可穿有弹力的运动服，最好做到赤脚练习，以增强脚掌的感知力。

Q 一周练几次瑜伽为好？

A 瑜伽是一项一生都可做的运动，天天练习最好。若不能保证每天都练习 1～2 小时，可每天抽出 20 分钟时间练习瑜伽，这会比一周拿出 3 小时做一次练习的效果要好得多。

Q 什么时间练瑜伽最好？

A 练习瑜伽的最佳时间是日出前两小时和日落前两小时。日出前的这段时间，空气清新，如果可以，坚持每天练习最好，哪怕只练 10 分钟；如没有条件，至少一周练习 3 次，每次半小时以上。此外，清晨人体的肌肉最僵硬，提倡用这段时间练习体位法，争取每天都在同一个时间练习。

Q 哪些人不适合练瑜伽？

A 虽说瑜伽老少咸宜，但瑜伽中毕竟有一些难度相对较高的动作，有慢性病或者肺结核等疾病，以及处于手术后恢复期的人在练习体位法之前，应先咨询瑜伽教练或医生的意见，再进行针对性的练习。一般不建议半年之内做过胸腔、腹腔手术的人练习瑜伽体式动作。

高血压、低血压患者、头部受过伤害的人、晕眩病人、心衰的人不要做上体往下倒立的姿势。

虽然瑜伽练习有助于胎儿成长和产妇顺利分娩，但孕妇必须在教练指导下进行练习，临盆前3个月应停止练习。孕妇在练习瑜伽时尤其要避免腹部受压迫的体式，且练习中不能憋气。

经期练习瑜伽有助于情绪稳定，也可以减缓痛经。经期头两天可以稍作休息不练习体位法，只进行静坐和冥想呼吸练习。经期后期可以做一些体式练习，束角式、蝴蝶式等可帮助缓解痛经，圣光调息和呼吸控制法有助于女性生殖系统的健康，但要减量，以不疲劳为宜；同时，所有体式动作幅度不宜过大，注意避免练习倒立、伸展腹部、扭转和后弯体式。

Q 我从没练习过瑜伽，身体不够灵活，可以练习吗？

A 许多不熟悉瑜伽的人可能认为只有身体足够灵活的人才可以练瑜伽，实际上，任何年龄和身体状况的人都可以练习瑜伽。练习瑜伽的目的不是强迫身体做出各种高难度动作，而是根据身体状况选择适合自己的体式，配合呼吸，在自己的极限范围内缓慢地伸展即可。练习瑜伽可以帮助练习者提高身体各部位的柔韧性和活动范围，恢复身体所有机能。瑜伽练习讲究的是循序渐进，各种体式都有不同的难度系数和变体动作。刚开始接触瑜伽时可能会觉得吃力，但只要用正确的方法尽力去做，就会受益，坚持一段时间之后，练习者甚至会惊叹于瑜伽带给自己的身体变化。瑜伽常用的体式有100多种，经过数千年来历代瑜伽师的发掘和开拓、继承与创新，现瑜伽各流派体式已发展到84000多种，其中包括少数难度十分大的体式，而这些难度十分大的体式只适合天生韧带柔软或自小苦练的瑜伽练习者。

第四章 瑜伽练习常见问题解答

Q 练习瑜伽要坚持素食吗？坚持素食对瑜伽练习有哪些好处？

A 对瑜伽练习者，我们提倡素食，但不勉强，瑜伽练习者平时的饮食习惯最好以素食（悦性食物）为主，如果仅追求 Asanas（瑜伽体位即舒适的姿势），非素食者也可以，但要想在灵性上成长，素食比较有利，通过不断地练习倾向于素食的转变是一个自然而然的过程。

Q 男性是否可以练习瑜伽？

A 当然可以，男女老幼都可以练习瑜伽。一般来说，相比女性，男性的柔韧性较差，且男性大多偏爱力量型运动，因此，男性的身体一般比较僵硬。男性练习瑜伽不仅能提高身体的柔韧性，更好地保护身体各部位的肌肉，避免在做其他运动时造成一些运动伤害，而且可以提高自身运动水平，在身体有了一定的柔韧性之后，能保持气血运行顺畅，患病的概率也会大大降低。另外，实践证明，男性练习瑜伽更容易取得好的效果，他们更善于关注自己的内心而不是只停留在身体外在的表现，这正是练习瑜伽所追寻的境界。不难发现，印度许多瑜伽大师是男性。

Q 瑜伽练习效果对男女是一样的吗？

A 从运动的本质上来说，男女练习瑜伽的效果应该是一样的，之所以有很多瑜伽大师是男性，和瑜伽的起源和发展背景有关。今天我们练习的瑜伽更多地是一种锻炼身体的方式，通过对身体姿态、柔韧度和呼吸的调整促进体液循环，改善呼吸，纠正骨骼扭曲状况，锻炼肌肉的强度和柔韧性等。在锻炼身体的基础上，练习瑜伽又能够改善我们的精神状态，如可以平静心情、缓解焦躁等。从这些锻炼功效来讲，其实男女并无差别，只是男性和女性由于天生的生理上的差别，对于动作的强度、着重练习方向上可能有些差别，但是运动本质上并没有区别。

今天我们所练习的瑜伽其实是改良后的瑜伽。早期的瑜伽指的是一种精神上的修炼，印度人为了能够长时间冥想发明了一系列体式，这就是最早期的瑜伽。在那个时候，女性地位低下，女性是不被允许接触这种被认为至高无上的知识的。近代以后，瑜伽得到了改良，虽然社会风气有所改变，但是在练习瑜伽的人中占主导地位的依然是男性，所以在瑜伽改革过程中诞生的重要人物也都以男性为主。即使是今天，尤其是在瑜伽诞生的地方——印度，由于瑜伽并没有完全和其背后的文化割裂，所以很多瑜伽大师仍是男性。

但如果我们去比较现今学习瑜伽的男女性的比例，或者去统计从事瑜伽教育的人的男女比例（尤其是在中国、欧美等职业对于性别限制相对较小的地方），会发现女性比男性多。无论男性和女性，练习瑜伽同样有益，它是力量与柔韧相结合的一项运动，看上去动作比较舒缓、节奏较慢，对柔韧性要求相对较高，但事实上瑜伽更强调呼吸的方法和让身体进入平静状态。男性的柔韧性没有女性好，所以男性在刚入门时进步的速度不是很快，可是，随着练习的深入和身体柔韧性的增加，男性从瑜伽练习中获得的好处可能更多，比如他们的体力会变得更好，心态会更平和。此外，虽然在瑜伽练习初级阶段时柔韧性很重要，但是到后期练习难度大的动作时，力量会更重要。因此，男性练习瑜伽实际上也是具有优势的。

Q 是否可以自己练习瑜伽呢？

A 如果掌握了正确的瑜伽练习方法，那么完全可以自行练习瑜伽。若没有条件到专业的瑜伽馆或瑜伽学校学习，在开始练习之前一定要咨询专业的瑜伽教练，因为瑜伽注重调身、调息、调心（三位一体），不是单纯模仿体式动作就能达到练习目的的。

Q 练习瑜伽能治疗颈椎病和腰椎病吗？

A 当今人们由于缺乏运动或者不正确地使用和消耗身体能量，再加上工作、生活的压力，不少人年纪轻轻就患上诸如颈椎病、腰椎病、肩周炎等过去上了年纪的人才会患的疾病。瑜伽可以从身、心、息三个方面来调理肌体。正如水管平直地、自然地放着，水流就会很顺畅，如果我们把它打个弯或者拧个结儿，水流就会受阻，甚至无法流动。我们的身体也一样，练习瑜伽有助于调整不正确的身姿，调节呼吸，使气血运行顺畅，使各器官获得充足的养分、氧气供应，从而达到治疗和预防疾病的效果。瑜伽中的前屈、后弯、扭转、平衡等体式动作配合稳定、有序的呼吸，对于因经脉不畅而造成的颈椎病和腰椎病都有很好的疗愈效果。

Q 练习瑜伽能改善发质吗？

A 练习瑜伽能促进血液循环，一些头朝下的体位能使大脑获得充足的养分，因此，练习瑜伽能够滋养大脑和头发，对治疗脱发和改善发质有很好的效果。

Q 练习瑜伽能够治疗胃下垂吗？

A 练习瑜伽时，一些倒转的体式可以改变地心引力对身体的影响，同时可以加强肌肉对器官的承托力量，因此，练习瑜伽对胃下垂有一定的辅助治疗作用。

Q 瑜伽的自然疗法是怎么回事？

A 古代的瑜伽智者发现自然界的动物和植物有很强的自愈能力，它们在生病时往往通过自身的调节就可以恢复。于是他们研究精神和身体的端正方法、调整方法、提高方法以及治疗异端的方法，认为人类的命运由自己主宰，自己是自身的责任者，也必然成为问题的解决者。这就是说，他们提倡人们自己作自己的医生、自己作自己的教育者，研究造成身体异端的原因，并提倡针对原因加强适应性的锻炼，发挥人的主观能动性，以消除致病因素的作用，不断加强人体对疾病的防御和代偿能力，提高人体自身的免疫能力，对抗疾病、治愈疾病。

在中国，越来越多的人开始关注瑜伽这项运动。瑜伽适合男女老少，可以通过不同的体式充分锻炼人体的脊柱、各部位关节和肌肉；通过特有的呼吸方法按摩内脏、调节内分泌、提高淋巴系统的排毒功能；通过冥想缓解压力，使练习者达到身心和谐统一的境界。

Q 瑜伽是有氧运动吗？它的锻炼效果如何？

A 是的，瑜伽是一种有氧运动。由于人的身体总是习惯于原有的生活规律和动作，因此，许多人在刚开始尝试瑜伽体位法的各种姿势时身体会出现剧烈抖动。但是只要坚持下去，掌握了瑜伽的要诀后，人们就会逐步进入一个新的状态，渐渐地再练习体位法时，身体就好比安坐在椅子上一样，平稳、自然、舒适。无论练习者的体态和身体素质如何，练习瑜伽后都会发现瑜伽是非常有挑战性的，每个姿势都会让练习者在灵活性、力量和平衡能力方面得到充分锻炼，同时也会增强练习者的毅力、耐力和专注力。

Q 练习瑜伽可以控制高血压吗？

A 常规的瑜伽训练可以降低很多慢性疾病的发病率。研究表明，瑜伽可以让人更健康，心态更平和、更放松。除此之外，它还促使练习者感觉自己的身体并且去倾听身体发出的信号。有些瑜伽练习方法对控制血压有帮助，例如，胸式呼吸和腹式呼吸会减压并使练习者彻底放松，冥想对控制血压也非常有益，但需要在练习的初期避开一些姿势，比如头倒立、肩倒立等。

Q 瑜伽可以帮助治疗偏头痛吗？

A 偏头痛通常是脑部血管的突然收缩引发的，也可能是遗传或压力过大等因素引发的。坚持规律地练习瑜伽可以帮助减轻偏头痛的症状。许多瑜伽体位法有助于减轻练习者的压力，增加血液循环，但注意不要做过多的前屈或后展的动作，这类体式会增加头部血液的流动。除此之外，呼吸与冥想的练习有助于练习者放松神经、保持平衡的心态，因此，对缓解偏头痛的症状也有一定效果。

Q 练习瑜伽时应怎样调理呼吸？练习时教练讲的要深吸或呼气的方式是怎样的？有意识地呼吸，吸满气时，是否要在胸腔憋住停留一会？

A 练习呼吸本身就是瑜伽练习中非常重要的内容，瑜伽有专门的呼吸练习，体式练习也应尽量跟呼吸练习配合完成。初学者在做体式练习时保持规律呼吸即可，慢慢地练习者会找到体式中的呼吸规律：做顺应地心引力的动作时（如弯曲向前、落下手等）呼气，做对抗地心引力的动作（如抬起上身、举起手等）时吸气。

瑜伽有三种基础呼吸方式：腹式呼吸、胸式呼吸以及两者结合的完全式呼吸，练习时可根据体式合理选择。呼吸是瑜伽的灵魂，练习前期很少有人能找到各种呼吸的觉知力，但只要配合呼吸练习，放慢呼吸的速度，这种能力会逐渐获得并提高。

在腹式呼吸法中，吸气时腹部隆起，呼气时腹部挤压，多数人平时都没有运用腹部呼吸，而瑜伽练习者在平常也要注意采用腹式呼吸，至于平常是吸气时收腹还是呼气时收腹由自己决定。

练习瑜伽应注重呼吸，特别是呼气。呼气时想象身体的毒素排出体外，呼气要吐尽，吸气时想象宇宙间的新鲜能量进入身体的所有细胞，如果能在胸腔憋一下，有助于新鲜能量走遍身体的各个经络。不过，这要根据每一个动作不同的要求，有的瑜伽体位需要悬息（即屏气），大多数情况下顺应身体的自然反应即可。

Q 能否在床上练习瑜伽？瑜伽鞋这样的装备是必要的吗？

A 不可以在席梦思床上练习瑜伽，在只有一层被褥的硬板床上可以练习。不建议在过软过厚的垫子上练习，可以选择在地板上练习，练习时要保证室内空气流通。

建议最好按照传统瑜伽的要求赤脚进行练习或者穿专业防滑袜在瑜伽垫上练习。

Q 我是一个初学者，没有老师的指导，就依靠书在家练是否有危险？

A 在家自己练习瑜伽要重视练习之前的热身和练习之后用休息术放松，再配合呼吸法的练习。对于初学者来说，具有难度系数的体式不建议自己完成，一定要在老师的指导下进行练习。

第四章 瑜伽练习常见问题解答

Q 女性在经期是否可以练习瑜伽？哪些动作不宜在经期练习？练习时应该注意哪些问题？

A 女性经期是可以练习瑜伽的。如果因为经期的缘故每个月休息5～7天，则一方面筋骨可能会变得生硬，另一方面惰性可能会有所增长。因此，即使在经期也建议进行适度练习。例如，那些女性瑜伽老师并没有因为经期原因每个月停课5～7天。此外，经期练习有助于情绪稳定并减缓痛经。建议经期头两天可以稍作休息，不练体位法，只做静坐和冥想呼吸练习；经期后期可以做一些体式练习，但要注意减量，以不疲劳为度，不要做大幅度的动作，同时要注意避免倒立、伸展及挤压腹部的动作。

Q 怀孕了能不能进行瑜伽练习？有没有这方面的专业指导？

A 孕妇可以练习瑜伽，这有助于胎儿成长和孕妇顺利分娩。但要注意，孕妇在临盆前三个月应停止练习，在此之前，练习中凡压迫腹部的姿势都要避免，尤其不能憋气。

Q 我的月经已经4个月没来了，练习瑜伽能帮助我缓解内分泌失调的状况吗？

A 当然可以，针对月经不调，有很多瑜伽动作，如蝴蝶式、猫式等，初级练习者最好选择正规的瑜伽班，向教练说明你的情况，以便教练为你制订在家里进行练习的具体计划。

Q 做婴儿式的时候，如额头触地，臀部就不能坐在脚跟上，请问是什么原因？一般来说练多久才能使动作符合要求呢？

A 臀部无法坐在脚跟上是因为腰脊的韧带不够柔软，对于初学者来说，这是很正常的现象，练习者只要做到自己的极限就可以了。练习初期，可以在额头下方垫上瑜伽砖或者书等有一定支撑力的物品，经过一段时间的练习（最好是每天都坚持练习），进步会比较快，最终是可以做出标准动作的。

Q 练习瑜伽后食欲特别好，平时上夜班，饮食不容易控制，现在担心不能减肥，反而增肥，怎么办？

A 练习瑜伽会增进身体的机能，因此练习后消化得到加速，所以会感觉食欲好。但要注意，练习后身体吸收及合成能力也会增强，如果选择这个时候进食，自然会吸收得好一些，导致脂肪的堆积。避免增肥的方法是练习后过一段时间再进食，时间间隔愈久愈不易吸收，最好两个小时后再进食。避免身体发胖最根本的方法是对摄入的能量进行控制，也就是饮食科学化，注意饮食的方法，这里介绍以下几点：

（1）吃东西时细嚼慢咽。

（2）不过多食用高脂肪类食物。

（3）每日少食多餐，即在总热量不变的情况下，分成几次摄取食物，正常保持三餐少量，两餐之间加一个水果，饭前多喝汤。

（4）睡觉前三小时内不吃任何食物。

（5）每周安排一天减肥日（针对肥胖者设计），即把 3～5 斤苹果分成 6～8 次吃完，不安排其他任何主食，可选择在休息日进行。战胜食物的欲望首先要战胜自己的心态！

Q 我是一名女生，下肢较胖，适合在家练习的瘦腿的动作有哪些？ 平衡能力和身体协调性较差，有助于提高这方面能力的动作有哪些呢？

A 女性的脂肪多集中于腰腹、臀部、大腿，适合练习的瑜伽动作有花环式、蝴蝶式、上伸展式、单腿交换伸展式、战士系列等。大部分瑜伽动作对提升身体的平衡能力都有帮助，以树式、战士三式、舞王式最优。

Q 拜日式中的顶峰式和下犬式是同一个动作吗？

A 二者不是同一个动作。从外观上看，顶峰式是双脚并拢的，下犬式是双脚分开的。从练习功能和感受上讲，练习顶峰式时练习者更多地要去感受身体集中向上的力量，练习下犬式时练习者更多地要去感受上肢、脊柱及下肢的伸展。

Q 为什么每次做完后弯（后展）动作坐起时会觉得前脑发胀？有什么缓解方法？

A 出现这种情况的原因可能有四个：

（1）在脊柱没有保持伸展的情况下直接将其向后弯曲，这容易导致椎间盘受损。

（2）做后展动作应该是从胸腔后侧向后弯，背肌收缩并用力，而不是将所有力量都放在颈部。如颈部过于用力，会造成前脑发胀。

（3）极度的空腹会使血糖偏低，也会导致出现上述情况。

（4）若吃得太饱，血液在胃部居多，血流缓慢，头后仰时到达头部的血液回流不畅也会造成上述现象。

出现前脑发胀的情况时，应立即停止练习，缓慢坐下，并用双手手掌按住头部缓解胀痛感。

Q 听很多人说练习瑜伽很舒服，我以前练过一次瑜伽，可是练后感到头晕、恶心，这是为什么？我还可以练习瑜伽吗？

A 任何人都可以练习瑜伽，但是体质较差、患有疾病的人在开始练习时可能会有上述反应。所以，练习者在初次练习时须与教练交流，把自己的身体状况如实告知，经验丰富的教练会根据练习者的身体现状，对如何选择体式、调节幅度给出具体建议，通过长时间正确的练习，往往能达到一定的治愈效果。

Q 我这段时间在练习坐位体前屈，每天早晚各练习100个，大概有两周了。现在我感觉腰痛，是因为练习频率太高，还是因为姿势不对呢？另外，我练习倒立后第二天脖子后仰就会痛，这是因为着力点不对吗？我应该怎么改进？

A 上述状况主要是动作不对造成的。不管是前屈还是后展，必须在脊柱伸展的前提下去做，否则越做越容易受伤。前屈练习幅度以自己背部不会出现弓背的情况为宜，且不低头，让头部始终在脊柱延长线上，在自己最大的极限位置保持至少3~5个深长呼吸。练习某个体式不是次数越多越好。倒立时须让双耳远离双肩，如果颈椎被过度挤压就会痛，建议练习时在脖子到肩膀的位置垫上柔软的毯子。

第四章 瑜伽练习常见问题解答

Q 休息术对人体有哪些重要的作用呢？

A 休息术有助于练习者放松身体与大脑，让身体恢复到正常状态，并且更好地吸收练习中产生的能量，达到理想的身心状态，使身体在理想状态下得到休养。

Q 为什么打坐双腿累，难定下心？

A 因为身体僵紧时血液流通不是很好，内心会受影响，加之初学时容易受外界干扰，所以难以静心，通过持续的体式加冥想的练习会越来越好。初学者可以在双腿下方垫上毯子以作支撑。平时多练习一些加强核心力量和髋关节柔韧性的体式有助于盘坐。

Q 瑜伽在我国的发展前景怎样？目前我国有没有瑜伽研究机构？

A 每年的 6 月 21 日为"国际瑜伽日"，有些国家的瑜伽已经发展成全民运动的一部分，在我国，瑜伽也在蓬勃发展，已成为大众健身尤其是中青年女性的首选运动项目。瑜伽属于东方传统体育运动文化，与我国传统体育运动文化有着极大的相通性，这有利于瑜伽在我国的广泛传播。目前我国还没有专门的瑜伽研究机构。

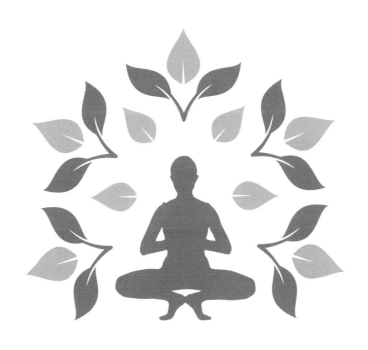

附录一
学生练习瑜伽的体验与感受

一、与身体的对话

宋**

我觉得我最大的收获是通过瑜伽练习真切地感受到了身体各处肌肉、骨骼的存在。因为瑜伽对全身每个部位都有相应的锻炼动作,我课后常常惊喜地发现自己可以通过特定的动作活动到特定的身体部位。这种认识自己身体的感觉很好。我从小不太喜欢运动,所以很多地方的肌肉好像从来没有锻炼过。当通过瑜伽感受到这些身体部位的存在时,也好像通过重新认识自己的身体而重新认识了自己,练习瑜伽就像是一种和自己沟通的方式。

欧阳**

瑜伽练习给我最大的帮助就是去感受自己的身体。练习瑜伽的过程是一个很放松的过程,让我更加细致地去感受自己的关节、肌肉、呼吸,这是一种前所未有的体验。在这个过程中我感受到了一种协调的美感,感受到人的身体的各个部分是一个协调的整体。以往我都是通过某种活动去加强身体某一部位的练习,而在瑜伽练习中我可以兼顾到整个身体,平时没有注意的身体部位也逐渐被感受到,这种感觉真的很奇妙!

郗*

对我来说动作其实已经不是最重要的,重要的是我在练习瑜伽的这个过程中学会了观察自己的身体、和身体对话,并且善待它。

在每次挑战身体极限时我都告诫自己适可而止,要稳中求进地不断将自己身体的潜能挖掘出来。当在一个体位坚持的时间由最开始的几秒到最后的几十秒,我都能体会到其中的乐趣。这是时间和坚持带给我的礼物。现在每次练完瑜伽我都会出好多汗,我渐渐开始享受这种出汗的感觉,这种通体顺畅的感觉。没有练习过瑜伽的人可能无法体会那种全身筋骨顺畅协调的感觉是多么美妙。

二、身体状况明显改善

申**

练习瑜伽后，我对自己的身体的构造（如肌肉、关节等）有了更全面的认识，在平时的生活中也会更加注意保护自己的身体，特别是颈椎等部位，并加强了对平时容易忽视的部位的锻炼。在课程学习和课下的练习中，我感觉我的身体得到了很好的拉伸，每次都会觉得神清气爽，感觉身体和精神都得到了放松。现在我的身体的柔韧性有了很大的提高，体测的时候，坐位体前屈项目我第一次测试就推了28厘米多，主考老师说："你不用测了，满分！"同学们都很惊诧，我也很是得意，这都要归功于瑜伽练习。

杨**

我练习瑜伽最大的收获是会更有意识地控制自己的身体，比如坐姿、站姿（双肩的打开和放松、脊柱的直立）。练习瑜伽后我的睡眠质量有了提高，入睡所需要的时间变短，醒来后也觉得精力充沛。此外，练习瑜伽后，我的胃口变得更好，且不再那么偏爱辛辣油腻的食物，更喜欢吃清淡的蔬菜和新鲜水果，消化排泄也比以前更好。

吉山**

随着一堂一堂课学习下来，我觉得瑜伽练习真的让我长"高"了。因为我开始自觉地抬头挺胸、伸展四肢了。除了仪态，练习瑜伽后我的身体各部位也都有所改善：（1）腹部的锻炼，我的感受是刚开始时腹部有酸痛的感觉，随着时间的推移，酸痛的感觉消失了。腹部的锻炼有助于胃肠蠕动，可以促进消化，同时能增强腹部肌肉的力量。（2）背部的锻炼使我的背肌更强健，尤其是上背部和下背部，并且使我的脊柱得到了保养。（3）骨盆带的锻炼使我的盆腔内部的血液循环得到促进，下腹的脏器得到很好的滋养。束角式的练习使髋关节内侧的伸展和收紧以及下肢稳定性都有所提升，同时使下肢运动的幅度更大，使身体更好地打开。

总体来说感觉对自己的身体构造（如肌肉、关节等）有了更全面的认识。

梁*

瑜伽练习使得我对腹部核心、背肌、盆腔力量有了很好的认识，也纠正了之前一些动作不到位的地方。所练习的体式在平时的拉伸、局部运动中也会用到，对平时的运动有很大的帮助。我之前在练习蝗虫式时，总是双腿不能同时离地，大腿也不能抬离地面，有点苦恼。通过课下跟老师沟通，我才知道是自己手的位置不对，原来我是双手叠放在一起的，不仅身体硌得很疼，动作也做不到位。现在我把双手分开，大臂收紧，身体被垫高了，双腿可以较为轻松地抬起来了。之前在 Keep 上做一些核心力量练习时，动作经常不能完整地坚持下来。经过瑜伽练习，我的身体柔韧性和耐力有了很大提升，核心力量也有所增强，腹部赘肉少了很多。在课下结合跑步等全身燃脂运动，体重也有所下降。我发现自己身上的肌肉变得紧实了，练习瑜伽确实使我的形体有了不少改善。

以前我在电脑前面学习久了就会觉得肩膀酸痛，但是又不知道如何放松，练习瑜伽后学习了关节放松法，之后一旦伏案时间长了，我就会练习一下，肩膀酸痛的毛病改善了不少。

三、心理更加成熟

邢**

我以前其实一直是一个比较容易害羞和怯场的人，在跟不太熟的人交流时常常会紧张。进入大学之后，接触的新鲜事物过多，导致精力很容易分散，所以大一、大二的成绩一直不怎么理想。经过瑜伽课上的学习和课下的练习，我慢慢地学会了关注自己的内心，也开始尝试着多和身边的人接触并表达自己的想法。我发现其实身边的人都很 nice。这学期我过得好开心！

朱*

以前的我是一个不达目的誓不罢休，永远生活在与他人的比较中，只为获得一种超越的满足感而活着的人。这样的我过于完美主义，对自己苛求太多，也无意中伤害了其他人。但是，瑜伽让我明白，人生不是一场比较，它是控制在自己手中的，就像每一个瑜伽体式一样，只要做到自身的极限即可，如果刻意追求，受伤的只会是自己。于是，在后来的日子里，我会学着做选择性的放弃，学着接受缺陷，学着只与自己比较，追求自身的极限，而不是为了超越别人而去拼搏奋斗。

梁*

我觉得练习瑜伽让我更懂得如何感受生活，体会自己的感受。这学期特别明显的变化就是我体会到了更多生活的美好，迎着朝霞上学，闻着雨后泥土的芳香，以及看到雨后出现彩虹，都让我觉得生活充满了无限的希望与美好。与此同时，我还比原来更善于表达自己的情感了，也体会到了更多的幸福。与朋友一起过生日、与父母共度周末、与同学共同学习，都让我的内心充满了更多的幸福感，我觉得这一切都与我练习瑜伽有着密不可分的关系，我深刻地体会到了这些改变，这让我对自己充满了无限的希望与爱。

四、体会平衡与和谐

张＊＊

一个学期的瑜伽课给我最深的感受就是平衡，是身心的协调同步和身体内气息能量的平衡……我觉得课上的动作安排很均衡，可以充分地锻炼到身体的各个部位，而且练习量比较适中，有时候因为坐得太久、睡姿不良或者前一天晚上着凉造成的肌肉酸痛都可以通过练习得到缓解，而且每次练习完放松之后感觉有热流在体内周转，很舒服……

周＊＊

在把注意力集中于一呼一吸之后，我发现自己不再像刚开始练习的时候那样，将瑜伽当作一种竞技体育了。我开始更加关注自己的动作、呼吸，发现自己的一点点进步，让自己的身体和周围的环境融为一体，感受被净化的感觉。我也开始意识到，这也许才是瑜伽最开始吸引我的一点。瑜伽带给我的放松和平静是前所未有的。我认为瑜伽能让练习瑜伽的人和自己的身体、心灵对话，让身体达到一种平衡、和谐的状态，并与大自然融为一体。在这一过程中，我对自己的身体有了更加全面的认识，学会了与身体和解并共同抵达更加和谐的状态。此外，在练习过程中我明显感受到了自己柔韧性和核心力量的缺乏，我逐渐发觉瑜伽不是我想的那么简单，它是内在和外在的相配合，是心态与动作的统一。做每个体式都要有呼吸，要有意识，要有质感，练习中要感受每个动作对身体的影响和功效。在练习过程中，我对瑜伽有了更加深刻的了解，也亲身体会到了瑜伽对于身心健康的强大作用，久而久之，瑜伽甚至在逐渐改变我的处世态度，让我变得更加平和、沉静。

五、享受放松的愉悦

陈＊＊

每节瑜伽课对我来说都是一种很好的放松和调节。大二的学习生活非常紧张，我觉得每周有这样一段可以抛开一切烦恼，专心练习，专心体会身体变化的时间是一件很享受的事情。

都＊

虽然自己修了两个学位，学习任务很重，但每次上完瑜伽课，都有一种非常明显的放松与快乐的感觉，仿佛像是一次次的新生。

在练习过程中，有身体延展、肌肉拉伸的轻微痛苦，也有经脉通畅、汗水微透的轻盈感受，还有一呼一吸间的淡然与笃定。

通过系统的学习和练习，我发现瑜伽并不是自己想象中的那种非常高难度的活动，而是一种可以令人身心愉悦、全然放松的修行和锻炼方式。

六、养成良好的生活习惯

申＊＊

瑜伽课传递给我一些让我受益匪浅的生活理念，让我渐渐地将自己的生活节奏减慢，渐渐地注重培养健康生活的意识，让自己身心愉悦地接受挑战。

胡＊＊

通过瑜伽练习，我的生活习惯变得更加合理、规律：每天坚持早睡早起，周六日也坚持，所以每天的排毒很规律，胃口也很好；在饮食上用坚果等替代了往日最爱的薯片等零食，平时正餐也更注意营养搭配了。

康＊

老师课上提到的关于饮食调理的知识让我印象尤为深刻，改变了我很多错误的想法。我以前总是想吃什么就吃什么，常常暴饮暴食，缺乏节制。老师瑜伽课上所讲的饮食方面的知识让我开始思考自己不好的饮食习惯，开始尝试改变。如果我不能控制自己的嘴，又从何谈起自制力、意志力呢？

七、感受调息术的魔力

徐**

我觉得特别有用的是清理经络调息术，每次做完之后，睁开眼睛，是会有一种特别明亮的感觉的，大脑也清醒很多，这对于我们学数学的同学来讲超级重要。有的时候看书累了我也会做几组瑜伽动作，之后学习效率就会高一些。

梁*

瑜伽的调息术以及瑜伽精神等更多地教会我如何从意志方面控制自己。这点最突出的表现就是以前我看英文文献总会走神，而且坚持不了多久就不想再看了，而这学期我发现自己看英文文献明显比原来精力集中了，而且能够一连学习上好几个小时仍然能保持注意力集中。

王*

在学习过程中，我最享受的是平躺练习腹式呼吸的时间。这段时间，我除了尽量用腹式呼吸法呼吸，还在这个过程中放松自我的身心。在奏着轻音乐的练习室里，没有其他声音，我感觉到的是身边空气的流动，以及窗外明媚的阳光或淅沥的小雨，感觉自己已经抛开了所有的杂念，只是专心享受此时此刻心灵的放松。每次的平躺练习都能使我的精神得到很大的安抚，这让我感受到了瑜伽的魅力所在。

八、瑜伽运动的独特魅力

王**

瑜伽课使我对这项运动有了更多的了解。它注重练习者对自己内心和身体的反观。每次简单的呼与吸之间，让我在繁重的学习任务下舒缓了神经，给大脑留一片空白，每次这个时候我都觉得十分美妙，我觉得自己可以轻松地掌握自己的身体，感受到自我的存在。

蒋＊＊

从课程刚开始时的基本的关节活动，一个个难度不一的体式，到最后的一整套拜日式动作，我们在逐渐拉伸各部位肌肉的同时增加了肌肉的力量，在锻炼各种深层肌肉群的同时柔和地按摩各种腑脏器官、刺激各种腺体的活动。不同的体式、不同的动作要点、不同的作用功效、不同的注意事项，我们从方方面面感受到了瑜伽之美。每个体式与呼吸的配合，在每个体式上做到自己的极限，不需要与他人比较，只需要柔和地不断突破自身的极限，这正是我爱上瑜伽这项运动的最重要的原因之一，它让我有一种上善若水、与世无争的感觉。

康＊

我认为练习瑜伽是一个痛并快乐的过程，在这个过程中我们挑战的是自己的极限。它是一种以自己为中心、关注自己的身心、善待自己的修炼。

因为挑战的是极限，所以会感觉到痛，因为挑战自己，而不是强迫自己达到不切实际的高标准，所以也很快乐。这个准则我想应当迁移到我们日常的生活和学习中。我们不需要羡慕别人的成就，也不用按照社会既定的标准强迫自己一定要成功、一定要获得认可。和练习瑜伽的道理一样，我们在生活和学习中需要的就是努力做最好的自己。每天进步一点点，朝着自己的目标一点点迈进便是最好的成功。我们不能盲目地骄傲，也无须刻意地将自己看得渺小，世界在变，我们依然要清醒地朝着自己的极限前进。

王＊

瑜伽练习不仅有助于调节我学习中紧绷的神经、缓解压力，而且可以舒展身体。练习中尽自己之所能但又不强求，给身体素质带来良好的提升机会，像是放下一切进入了一个空灵的世界，然后在这里寻找自己的极限。完成一个动作有小小的成就感，没有达到又可以不断地鼓励自己，然后慢慢取得进步。作为一项非竞技性运动，瑜伽可给我们带来身体的锻炼和提升、心灵的愉悦、神经的舒缓，每次在休息术后睁开眼，我仿佛重生。

陶＊

我在练习瑜伽的过程中体会到的是一种享受和满足，而不是剧烈运动之后带来的呼吸不畅或者心肺不舒服的感觉。虽然我一向是一个喜欢运动的人，但类似跑步这样较为剧烈的运动总会给自己带来比较大的负担。相反，瑜伽会使我变得非常轻盈畅快。课上老师讲授的呼吸方法也不会给心肺带来任何负担，在练习瑜伽的过程中突破自己的极限是一种别样的美妙的感受。

瑜伽对身体的锻炼是兼具内外、平衡全面的，对个体的要求也没有统一的标准，因人而异，练习者只要努力做到自身的极限就可以。瑜伽动静结合，既有各种体式，也有冥想，两个小时下来，我常常发现自己的身体从内到外都既得到了锻炼，又得到了休息。

九、大学生瑜伽课程的独特性

付 *

瑜伽课让我更加了解瑜伽。之前无论是在家中练习，还是在健身房练习，我都只关注体式动作，关注怎样通过瑜伽来锻炼身体，从没想过要去了解瑜伽本身。可以说，我那时是把这些动作等同于瑜伽，把瑜伽看作一种健身操。而老师所讲授的瑜伽的调息术、瑜伽的历史、瑜伽的理论、瑜伽的饮食等知识，都让我第一次接触到了体式动作以外的瑜伽，让我看到了瑜伽本身，对瑜伽有了更全面的了解。

郭 **

虽然瑜珈的动作不像别的体育运动那么剧烈，但是运动量一点也不亚于其他运动，瑜伽的许多动作都对力量和耐力有很高的要求。练习中，很多体位的坚持都是对练习者意志的一种磨炼，我经常告诉自己再多坚持一秒，再坚持一秒。这也许也是瑜伽的独特之处和魅力所在吧。我感觉练习瑜伽锻炼的不仅是身体，更多的是心智。每节课最后的休息术都是我最放松的时候，感觉整个练习室里就只有我自己，甚至连我自己都消失了。上完课以后我整个人神清气爽，抛去了心中的杂念，这对我一整天的精神状态和学习效率的提高都有很大的帮助。十分开心能在北大找到这么一门可以让我放松的体育课。这是一门让人不仅学到很多，而且心境舒畅的体育课。

朴 **

我心目中的大学体育课就是享受生活的时间、自由的时间。我认为之所以大学生更需要锻炼身体的时间，是因为很多同学每天都急急忙忙地学习、做作业、准备报告等，这些都是坐着做的，运动量并不大，甚至没什么运动量。瑜伽课和我想象的一样，十分轻松，在练习瑜伽的一个半小时里我忘记了一切考试、作业、心事、烦恼等，那时候我自然将全身心投入。练习瑜伽除了带给我身体在运动后的舒畅及平静的感觉之外，还让我的心情更放松。虽然我还做得不是很到位，有的动作做起来还很难，甚至很痛苦，但是我在结束瑜伽练习之后总有心理平静、舒适的感觉，现在才知道了运动的乐趣。

总之，瑜伽课不仅给我们锻炼身体的机会，且有助于培养我们健康的心理。我们通过每周一次的瑜伽练习来调节情绪状态，形成坚强的意志品质，感受生活的美好。

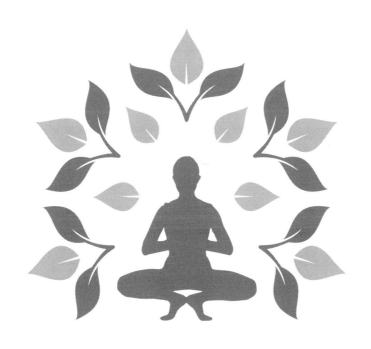

附录二

学生对瑜伽的认知与理解

一、瑜伽运动的优点与缺点

瑜伽运动究竟有哪些积极作用？你认为作为一项身体运动项目，它的优势是什么？你认为现代瑜伽是一项完美的运动吗？它有没有什么不足之处或者劣势呢？

学生1

优点：

（1）有利于调整体位，避免日常生活和学习中不良姿势带来的伤害。

（2）有利于调整心态、舒缓压力，避免过多负面情绪带来的不良影响。

（3）有利于锻炼深层肌肉群，激发人体潜力，并调整人体体态。

（4）能促进血液循环，减少血液疾病的发生概率。

（5）对于韧带比较僵硬的人群，有较多保护类动作，比起其他运动更安全些。

（6）它不是一项竞技运动项目，练习者根据自身的状况做到自己的极限就行。

（7）练习不受年龄限制。

（8）可以减压，使身心得到放松。

（9）有助于练习者提升注意力，是学生及其他压力人群提高学习及工作效率的最佳锻炼方式。

（10）有助于练习者保持平和的心态，有利于促进人际交往。

缺点：

（1）不够便利，需要专门的安静场所，不像走路只要鞋子合适随时随地可以进行。

（2）门槛较高，需要专业人士指导。

（3）市场良莠不齐。

（4）静态动作比较多，比起跑步、羽毛球之类的运动，强度稍弱些。

（5）练习是一个循序渐进、须长期坚持的过程，有些人难以坚持。

学生2

优点：

（1）缓解人体肌肉和骨骼的疲惫状况，促进血液循环，使人体关节更为灵活。

（2）配合相应的呼吸进行人体扭、挤、拉、伸等动作，可使人体经脉与血气顺畅，还能调整情绪，使心态更加平稳。

（3）有助于改善体态，防止臀部肌肉松弛，减少脂肪堆积，有效减肥。

缺点：

若练习不当，有些姿势可能会导致颈椎骨骨节移位，甚至导致更严重的后果。骆驼式若过多练习可能会导致过伸性损害，一些年轻人的骨骼正处在发育阶段，不当练习会有负伤风险。

学生3

优点：

（1）减压养心、释放身心，让自己全身舒畅、心绪平静、冷静思考。

（2）增加血液循环，修复受损组织，使身体组织得到充分的锻炼。

（3）能促使练习者集中注意力，是提高学习及工作效率的最佳锻炼法。

缺点：

比如，老年人的关节退化严重，不宜做需要倒立、弯腰等项目的动作，否则很容易受伤；即使是年轻人，瑜伽的基本动作中不少动作要用到颈部、腰椎，如果练习不当，就可能导致患相关疾病。

因此，练习瑜伽要注意这几点：

（1）练习之前禁吃太饱，或者吃饱最少2小时后再开始练习瑜伽。

（2）处于生理期、孕期或有高血压的人群应该避免高难度动作。

（3）要在专业人士指导下进行练习，若做某一动作时感到不适，应立即停止练习并休息。

学生4

优点：

（1）有益于身体健康和心理健康。

（2）可以锻炼身体的核心肌肉群，增强身体力量。

（3）可以改善四肢僵硬的状况，增加身体的灵活性。

缺点：

在做一些瑜伽动作的时候，如果动作不标准，或者练习的强度不当，可能使身体相应部位受伤，比如肌肉韧带拉伤、四肢疼痛或麻木、骨骼损伤等。

学生5

优点：

任何人都可以练习，注重身体两侧的平衡，通过扭转、前屈、后展、侧展等动作，可以按摩腹脏器官，从而防治一些疾病；能改变不良体态给身体带来的伤害，调整体态的同时还能塑形；也可以让练习者心态更加平和、更加包容、更加积极向上。

缺点：

需要有一定的时间，到安静的地方，穿着很舒适的衣服练习，即不能随时随地练习。

学生6

优点：

（1）有利于调整体位，避免日常的不良姿势给身体带来的伤害，帮助锻炼身体深层次的肌肉，激发人体潜力，并修饰人体体态。

（2）有利于调整身心，舒缓压力，调节内分泌，避免过多负面情绪带来的不良影响。

（3）有利于调整和规范日常饮食，使练习者通过饮食配合瑜伽锻炼获得良好的身心状态。

（4）能促进血液循环，减少哮喘、心血管疾病等的发生概率，具有极强的预防和辅助治疗疾病的潜力。

缺点：

（1）瑜伽练习对场地有要求，一般需要专门的安静场所，不能随时随地进行练习。

（2）若想达到良好的练习效果，需要专业人员的指导，否则容易出现因运动过度而损害身体的后果。

（3）在体能训练方面，达不到其他体育锻炼项目的锻炼效果，更适用于改善体态。

学生7

优点：

（1）沉静心灵，舒缓压力。

（2）在冥想与静坐时有意识地深呼吸，能够平缓和安定情绪，使人集中注意力，从而获得安宁平静的感受。

（3）减肥塑形，使身体更轻盈。不经常运动的人容易囤积脂肪，通过练习瑜伽的体位法可以使肌肉延展、关节灵活、皮肤紧致，可以持续消耗热量，使体重下降，每一个阶段的动作都能有效雕塑身型。

（4）可以促进血液循环，提升生命力。由于瑜伽的体位法可以舒活、放松全身筋骨，按摩刺激各处穴道、经脉、内脏，因此可使血液流通顺畅，加快新陈代谢。

（5）帮助提升注意力，从呼吸的角度来看，深呼吸和冥想可以帮助集中注意力，协助感官提升自我控制意识，从而提升注意力。

缺点：

如果瑜伽练习者在做动作时过于勉强自己，可能会伤到肌肉、关节、脊椎、韧带等，从而引发韧带拉伤、软骨撕裂、关节炎症、神经痛等伤病。

学生8

优点：

（1）瑜伽摒弃竞争的意识，要求练习者平静身心，全面增强机体耐受力与控制力，更关注自身的修炼。

（2）瑜伽使人沉着镇定、健康优雅、身心平衡，关注精神修习。

（3）瑜伽可帮助调节呼吸，可以使肌肉伸展、放松，使身体处于更好的状态。

（4）瑜伽可以改善肌肉、骨骼的强度及韧带肌腱的韧度，强化身体内脏、腺体、神经系统。

（5）瑜伽可以平衡能量，可缓解身心疲劳，使身心充满活力，使人精力充沛。

总体而言，瑜伽的优势在于其修持的整体协调性（有整体提升大于局部提升之和的好处）、温和性（相对降低运动受伤的风险）和精神性（对修炼心性尤其有好处）。

缺点：

（1）错误的动作可能导致伤病。

（2）需要专业指导。

（3）对爆发力的锻炼较少。

学生9

练习瑜伽主要有以下益处：

（1）可以使人的肌肉放松下来，帮助美化肌肉线条，使人的体型变得更加匀称，使身体的柔韧性和灵活性更强，使身体更加健康、更加充满生机和活力。

（2）对于身心健康来说，没有什么比一个健康而又正常发挥功能的神经系统更重要了，瑜伽练习不仅能帮助练习者保持一个健康的神经系统，还能帮助不够正常发挥作用的神经系统恢复正常功能，它的奇妙效果难以尽言。

（3）练习瑜伽可对重要的内分泌系统（如脑下垂体、松果体、甲状腺等）产生有力的影响，因此可有效防止内分泌失调。

（4）练习瑜伽有助于增加人体的肺活量，并可有效调整全身各组织器官的功能。

（5）练习瑜伽可滋养人体的脏腑器官，调节脾胃功能，使人的消化系统走向正常，强化人体的代谢，因此具有减肥、美体、美容之功效。

学生10

练习瑜伽的好处：

（1）练习瑜伽可以促进身心健康，增强幸福感，同时也可让人精力充沛、容光焕发。

（2）练习瑜伽可以缓解紧张和压力，使人保持心情舒畅。

（3）练习瑜伽可以培养气质，有效提升个人的魅力；可以提高个体的积极性；可以塑造人格；可以让人变得更加自律、更加勤劳。

（4）练习瑜伽还可以缓解身体的疲劳，起到放松身体的作用。

练习瑜伽的弊端：

（1）颈肩成90度的倒立姿势时对颈椎的压力非常大，非常容易导致颈椎骨骨节移位，甚至导致颈椎间盘突出。

（2）基因遗传、睡眠质量、营养成分和健身运动是影响身高的四大关键要素，以静力拉伸主导的瑜伽健身立即长高欠缺科学论证，它只能作为一种运动方式推动青少年儿童的个子生长发育。

学生11

练习瑜伽的好处：

（1）在塑造女性形体方面，通过持之以恒地练习瑜伽体位法，可以让身体发生显著的变化：健美胸部，使腰部柔软，避免臀肌松弛下垂，消除腹部多余脂肪，预防下半身肥胖，使腿部更修长，增加腿筋弹性。

（2）在预防慢性病方面，瑜伽借助呼吸法和各种体式，可按摩身体内脏器官，不仅可促进血液循环，还可使腺体分泌平衡，滋养神经。

（3）站立或坐姿不正确的人，或者长期因工作、生活压力而处于精神紧绷状态的人，比一般人更容易感到疲劳或有倦怠感，常常会有呼吸不正常的情况。瑜伽的呼吸法通过有意识的呼吸调节和控制可帮助练习者消除紧张和疲劳。

练习瑜伽的弊端：

一些练习者在做动作时过于勉强自己，有可能导致损伤肌肉、关节、脊椎、韧带等，从而引发韧带拉伤、软骨撕裂、关节炎症、神经痛等常见"瑜伽伤病"。比较严重的瑜伽损伤包括扭伤、骨折、脱臼等，极个别的情况会出现坐骨神经损伤，但最多见的瑜伽损伤还是由长期持续的过度拉伸及姿势不当带来的。因此，在练习瑜伽时一定要严格遵守动作规范，避免拉伤。

学生12

瑜伽的积极作用在于：可以使个人身心投入其中，没有竞技体育的对抗性，重点在于探索自身的身心合一，达到减压、锻炼、疗愈的效果。瑜伽锻炼没有激烈的身体对抗，是一项很好的有氧运动。清晨练习有助于激活身体能量，使人精力充沛；傍晚练习有助于放松恢复，缓解疲劳。瑜伽老少皆宜，既是一种大众健身方式，也能发挥运动康复效用。

瑜伽是否是一项完美的运动因人而异。我们可以说瑜伽有很多优点，但任何体育项目都不可能完美无缺。学习跆拳道等项目可以防身，练习瑜伽的防身效果就不如这些项目。瑜伽的一些动作可能也不适合一些关节病患者和老年人。瑜伽是一项需要长时间练习才能精进的项目，其最终目标是通过瑜伽练习达到解脱之境，实现梵我合一，这对普世社会来说并不太现实。现代社会人们更多是想通过瑜伽来达到强身健体、舒筋健骨，以及修身养性的目的。

总的来说，瑜伽是一项对身心皆有益的运动，我们应该长期坚持练习。

学生13

瑜伽运动的积极作用：

练习瑜伽可以缓解现代人由于生活节奏快而引起的多种身心问题，长期坚持练习瑜伽有助于发挥意念控制自主神经系统的作用。研究显示，练习6个月的瑜伽就能强化副交感神经活动，改善体质，改善环境压力下个体的适应能力和大脑功能。练习瑜伽还有一定的医疗潜力。

瑜伽的优势：

练习方便，不需要器械；可以预防肥胖；可以释放压力，缓解疲劳；具有排毒功效；有利于加强呼吸管理。

瑜伽的不足之处：

瑜伽的某些动作会导致颈椎骨骨节移位，造成脊神经过伸性损害；处于生长发育期的年轻人练习瑜伽时若方法不对，可能会出现骨骼损伤并发症。

学生14

我常常在练习瑜伽时有一种回归本然的感受，有一种超脱的泰然，闭眼静坐仿佛一切都是平衡与平和的，仿佛一切都很淡然，就想时光永远停留在此刻。

现代瑜伽的不足就是以健身的形式出现，授课过程中仅以特定动作为表现形式，没有理论的传播，就像练武功却不懂心诀。通过跟随老师进行理论学习，我对瑜伽有了更全面的理解，重新对瑜伽进行了认识与定义，练起来更走心了，这使我练习瑜伽有了更强烈的愉悦感。

学生15

瑜伽可以美体养生，可以矫正由于日常的劳累或者不良坐姿造成的脊柱变形，改善一些不良的姿态，使人体线条优美，增强自信心。练习瑜伽也有减肥的功效，同时可以增强练习者的抵抗力，预防各种疾病，如偏头痛、失眠、便秘、肠胃炎、关节炎等。另外，练习瑜伽还能够减压养心，帮助练习者提高集中精力的能力，同时可舒缓紧张、减轻压抑，消除心理障碍，使练习者恢复内心的平和安宁。

二、现代瑜伽运动与古代瑜伽、西方竞技体育项目的主要区别

学生1

相比古代瑜伽，现代瑜伽：

（1）不主张弃绝身体和生命；

（2）不主张毁灭意识活动；

（3）不要求遵守特殊的宗教仪式和背诵咒语及经文；

（4）任何人都能够实践，人生各个阶段都可以练习。

瑜伽不是一项竞技性运动，运动强度可自行控制，动作没有统一标准，只要做到自身最大限度即可，有利于发挥练习者的主观能动性，练习者无须与旁人比较。

个人认为现代瑜伽运动能够锻炼人的各个系统，增强身体的柔韧性；也能够影响到练习者的心情和日常行为，促进良好人际关系的形成，是一种有助于身心放松的运动。

学生2

瑜伽从古代到现代的变化：

（1）不再具有浓厚的宗教色彩：人们不再把瑜伽和印度教绑定，不再需要参与与宗教相关的瑜伽仪式，也不再通过瑜伽去追求一些宗教色彩过于浓烈的目标，比如达到人生的解脱等。

（2）早期的瑜伽对于精神的强调超过了对于肉体锻炼的强调，现代瑜伽更强调对于身体的锻炼，注重通过练习呼吸、柔韧性、身体形态等来改善身心；同时，现代瑜伽也放弃了为了解脱而对身体进行的病态折磨。

（3）早期的瑜伽因为宗教原因，对修习者是有一定限制的；现代瑜伽就没有什么限制，无论什么人、什么样的身体条件和基础，都可以进行瑜伽练习。

学生3

瑜伽不是一项竞技运动，不具有对抗性，练习过程中练习者不需要和别人进行比较，自己做到最好、能够达到自己的最大限度、使得身体得到合适的锻炼就够了，所以瑜伽对于练习者来说更为灵活机动，更能发挥主观能动性，练习者更能够根据自身的条件选择练习的程度和方式。

现代瑜伽可以改善身体的各个系统，对于练习者的身体和精神健康都有促进作用，可以改善身体形态、调整呼吸，增强柔韧性；也有利于练习者缓解压力、调整心态、保持良好的精神状态，从而提升整体生活质量。总之，现代瑜伽是一项有益身心的运动。

学生4

与古代瑜伽相比，现代瑜伽更加强调健身和放松身心，不拘泥于师承传统的瑜伽体位。

与西方竞技体育项目相比，现代瑜伽能更好地锻炼到练习者的深层红色肌纤维，能帮助练习者唤醒体内沉睡的"运动小矮人"，经常练习瑜伽还能够增强自主神经系统。

学生5

现代瑜伽与古代瑜伽的不同：

（1）现代瑜伽不主张弃绝身体和生命或毁灭意识；

（2）任何人任何阶段都可以练习现代瑜伽；

（3）现代瑜伽不要求练习者恪守特殊的宗教仪式和熟悉经文。

现代瑜伽与西方竞技体育的不同：

（1）现代瑜伽是非竞技性运动；

（2）现代瑜伽注重精神系统的修炼；

（3）现代瑜伽运动讲求对称与平衡；

（4）现代瑜伽运动能唤醒不活跃的肌肉群。

学生6

现代瑜伽与西方竞技体育项目的区别：

（1）表现行为不同：现代瑜伽摒弃竞争的意识，需要平静身心，全面增加机体耐受力与控制力，练习者应更关注自身的修炼。西方竞技体育项目具有很强的竞争性，如奥林匹克运动会所宣扬的精神是更快、更高、更强，强调培养人的拼搏与努力以及团队的默契合作精神。

（2）练习目的不同：现代瑜伽使人沉着镇定、健康优雅、身心平衡，关注精神修习。西方竞技体育项目使人动感有活力、身材健壮，关注输赢得失。

（3）使用技术不同：现代瑜伽主要使肌肉伸展、放松，练习过程中身体多处于静态。西方竞技体育项目主要使肌肉收缩，身体多处于动态。

（4）生理变化不同：练习瑜伽可以改善肌肉、骨骼的强度与韧带肌腱的韧性，增强身体的耐受力与控制感，强化身体内脏、腺体、神经系统。练习时主要是耐力为主的红色肌群起作用，可以平衡能量，是一个调整性过程，坚持练习可以使身心充满活力，精力充沛，消除身心疲劳。西方竞技体育项目主要可以增强人的肌肉力量与速度，强化心血管系统，主要是以爆发力为主的白色肌群起作用，是一个消耗性过程，运动后会感到疲劳，需要休息与恢复。

学生7

瑜伽与其他体育运动的区别：瑜伽是一种身体和心灵共同发挥作用的运动；瑜伽不是竞技性运动，强度可以由个体自行控制，可有效发挥个体的主观能动性；瑜伽练习节奏缓慢、柔和，可以增强身体的知觉，增强身体的柔韧性和锻炼身体深层的基纤维；瑜伽练习注重均衡和对称；瑜伽注重倒立体式，可刺激脑垂体、松果体、甲状腺，滋养人体各个系统，促进大脑神经系统健康发展；瑜伽可以影响人的日常行为，能够使人更加平静、柔和，保持更好的心态，与人交往更加和善。

学生8

与古代瑜伽相比，现代瑜伽产生了更多的练习体式，还有一些具体的呼吸控制法，对身体的修炼作用更大，而不仅仅是一种精神上的追求。现代瑜伽练习者不再渴求从现实中解脱，而强调要接受现实。现代瑜伽更加强调健身和放松身心，不拘泥于师承传统的瑜伽体位，不局限于宗教界；现代瑜伽更加商业化和大众化，不再是专属于男人的神秘修炼，而成为全体民众的健身形式。

与西方竞技体育运动相比，瑜伽能更好地锻炼深层红色肌纤维；经常练习瑜伽可以增强自主神经系统，可以帮助唤醒练习者体内沉睡的"运动细胞"。

学生9

瑜伽体现了理性和教养、和谐和统一、实际和稳定，注重修身养性；它淡化了竞争意识，强化稳定意识，强调意念作用，动作相对简单，内涵深刻。

现代瑜伽逐渐淡化了古代瑜伽的宗教性，不主张弃绝身体和生命，不主张毁灭意识活动，不要求遵守特殊的宗教仪式和背诵咒语及经文，任何人都能实践，人生的各个阶段都可以练习；它既可以放松心情、塑造身形，也可以培养心性，让练习者逐渐达到更好的生活状态。

西方竞技体育注重竞争意识，有很强的对抗性，注重超越对手、超越自然、超越自我。

❓ 本章思考题

1. 你对一学期瑜伽课程的学习有哪些心得体会？

2. 打开"中国大学MOOC"官网，注册登录后选"北京大学"，接着搜索"大学生瑜伽"课程，选择正在进行的一期进入，完成期末理论考试试题。

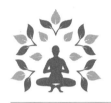

参考书目

1. 亓昕. 瑜伽教程 [M]. 北京：北京大学出版社，2013.
2. 柏忠言，张蕙兰. 瑜伽：气功与冥想 [M]. 北京：人民体育出版社，1986.
3. Susi Hately Aldous. 解剖与瑜伽体式：预防瑜伽损伤 [M]. 马海燕等，译. 北京：人民卫生出版社，2009.
4. 艾杨格. 瑜伽之光 [M]. 王晋燕，译. 北京：世界图书出版公司，2005.
5. 艾杨格. 光耀生命 [M]. 杨玉功，译. 上海：上海锦绣文章出版社，2008.
6. 莫汉，尹岩. 纯粹瑜伽 [M]. 北京：中国轻工业出版社，2005.
7. 《家庭书架》编委会. 瑜伽祖本 [M]. 北京：北京出版社，2007.
8. 沙吉难陀. 巴坦加里的瑜伽经 [M]. 合肥：黄山书社，2007.
9. 毗耶娑. 薄伽梵歌（注释本）[M]. 王志成，灵海，译. 北京：商务印书馆，2010.